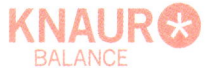

# TARA STILES

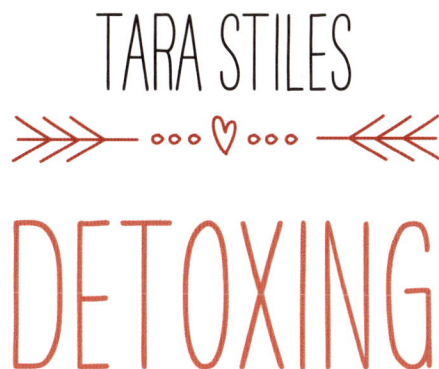

# DETOXING

## REINIGE DEINEN KÖRPER, KLÄRE DEINEN GEIST

Aus dem amerikanischen Englisch
von Maja Ueberle-Pfaff

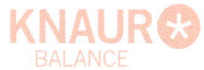

Die amerikanische Originalausgabe erschien 2020 unter dem Titel
»Clean Mind, Clean Body« bei Dey Street Books,
an Imprint of William Morrow, HarperCollins Publishers, New York.

Besuchen Sie uns im Internet:
www.knaur-balance.de

Aus Verantwortung für die Umwelt hat sich die Verlagsgruppe
Droemer Knaur zu einer nachhaltigen Buchproduktion verpflichtet.
Der bewusste Umgang mit unseren Ressourcen, der Schutz unseres Klimas und
der Natur gehören zu unseren obersten Unternehmenszielen.
Gemeinsam mit unseren Partnern und Lieferanten setzen wir uns
für eine klimaneutrale Buchproduktion ein, die den Erwerb von Klimazertifikaten zur
Kompensation des $CO_2$-Ausstoßes einschließt.
Weitere Informationen finden Sie unter: www.klimaneutralerverlag.de

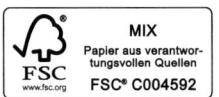

Deutsche Erstausgabe Februar 2021
© 2020 by Tara Stiles
This edition arranged with Kaplan/DeFiore Rights
through Paul & Peter Fritz AG
© 2021 Knaur Verlag
Ein Imprint der Verlagsgruppe
Droemer Knaur GmbH & Co. KG, München
Alle Rechte vorbehalten. Das Werk darf – auch teilweise – nur mit
Genehmigung des Verlags wiedergegeben werden.
Covergestaltung: ZERO Werbeagentur, München
Coverabbildung: Jennifer Fauset
Redaktion: Anke Schenker
Fotos im Innenteil: Ben Rayner
Satz: Adobe InDesign im Verlag
Druck und Bindung: Firmengruppe APPL,
aprinta druck GmbH, Wemding
ISBN 978-3-426-67605-9

2   4   5   3   1

# Inhalt

**EINLEITUNG:**
Alte Weisheit, neu entdeckt — 7

## KLÄRE DEINEN GEIST

**1. DRÜCK AUF NEUSTART:**
Mentales Detoxing — 15

**2. DRÜCK AUF NEUSTART:**
Spirituelles Detoxing — 65

## REINIGE DEINEN KÖRPER

**3. DRÜCK AUF NEUSTART:**
Ändere dein Essen — 97

**4. DRÜCK AUF NEUSTART:**
Ändere deine Bewegung — 165

## GESTALTE DEIN NEUES LEBEN

Gut leben — 229

Über die Autorin — 237

# EINLEITUNG

# Alte Weisheit, neu entdeckt

*Ein gesunder Geist ist der Schlüssel zu einem gesunden Körper …*
*zur Gesundheit gehört unabdingbar ein glücklicher Geist.*
**– Seine Heiligkeit der 14. Dalai Lama**

In vieler Hinsicht könnte man sagen, dass wir in puncto Gesundheit in einem goldenen Zeitalter leben. Als ich in den 1980ern und 1990ern aufwuchs, hörte man viel über die Bedeutung von guter Ernährung und genügend Sport, aber eins fehlte in den Gesprächen: der Zusammenhang zwischen Körper und Geist. Der mentale Teil der Gesundheitsvorsorge blieb außen vor, der geistigen Gesundheit schenkte man nicht viel Beachtung, es sei denn, sie machte ernsthafte Probleme.

Heute hat sich das gründlich geändert. Wir sind uns grundsätzlich einig, dass Körper und Geist zusammenhängen. Wir reden offen über unsere psychische Gesundheit, und viele von uns praktizieren Meditation oder Yoga, das heißt Lehrsysteme, in denen das altbewährte Wissen über die Körper-Geist-Verbindung eine große Rolle spielt. Unsere Zeit ist unglaublich gesundheitsbewusst, wir haben beste Chancen, gesund zu leben. Intellektuell verstehen wir das, sicher, nur sind wir weit davon entfernt, nach unseren Einsichten zu handeln. Wir haben einfach keinen Schimmer, wie wir unser Leben gestalten sollen, damit eine Balance zwischen Körper und

Geist entsteht. Wir fühlen uns unter Druck, nach außen superfit zu wirken, unser Leben in den Social Media zu dokumentieren und eine geschönte Version unserer Wirklichkeit zu präsentieren. Unser Terminkalender ist randvoll, wir geben mit unserem Stress an und tragen unser Schlafdefizit wie eine Tapferkeitsmedaille vor uns her. Wir werfen mit Trendwörtern wie »Selbstfürsorge« um uns, aber was Gesundheit wirklich bedeutet, ist uns ein Rätsel. Nur in Krisenzeiten, wenn wir krank werden oder uns lustlos fühlen, wenn der Stress uns fertigmacht oder uns Ängste, Depressionen oder geistige Blockaden zusetzen, wachen wir auf. Dann stürzen wir uns Hilfe suchend auf die neueste Trenddiät, probieren ein neues Work-out oder buchen ein paar Stunden mit einem Personal Trainer. Und vielleicht fühlen wir uns dann tatsächlich für eine Weile besser. Aber nicht lange.

Während ich an der Schlussredaktion für dieses Buch sitze, beherrscht die Corona-Pandemie weltweit den Alltag. Viele von uns sind vom Lockdown betroffen und müssen zu Hause bleiben, damit sich das Virus nicht weiter ausbreitet. In letzter Zeit denke ich viel darüber nach, wie privilegiert ich bin, weil ich zu Hause bleiben kann. Ich bin dankbar, dass es meinen Freunden und Verwandten gut geht und ich regelmäßig mit ihnen telefonieren kann. Wir Homeoffice-Arbeiter sind fein raus; Menschen, die im Gesundheitswesen und in anderen systemrelevanten Berufen tätig sind, setzen sich Risiken aus, damit wir versorgt sind. Wir sollten erkennen, dass sich uns die einmalige Gelegenheit bietet, etwas zu verstehen: Entschleunigung ist das Gebot der Stunde. Lassen wir die kritische Zeit verstreichen, ohne das zu begreifen, haben wir einen entscheidenden Moment für eine nachhaltige Transformation verpasst.

Die Zeit ist reif, darüber nachzudenken, wer du bist, wo deine Prioritäten liegen und womit du deine Zeit verbringst. Du kannst dir überlegen, was du tun würdest, wenn alles möglich wäre. Es ist an der Zeit, dich neu zu erfinden, falls du feststeckst. Es ist an der Zeit für Vereinfachung, falls dir alles zu viel ist. Es ist an der Zeit für Frieden, falls dich Ängste plagen. Es ist an der Zeit, nach innen zu schauen, dich neu auszurichten und deine Energie auf das Ziel zu richten, das du erreichen willst.

Tief in unserem Inneren wären wir alle gern frei von toxischen Stresszyklen, Ängsten und Zweifeln. Wir gestehen uns nur widerwillig ein, wie weit wir uns von unserem wahren Selbst, unserer geistigen, körperlichen und spirituellen Gesundheit und von authentischen Beziehungen entfernt haben. Wir suchen etwas anderes, aber wir wissen nicht, wo wir anfangen sollen. Und im Outsourcen unserer Gesundheit sind wir ganz groß! Statt auf den nächsten Trend aufzuspringen und uns das nächste schnelle Wohlfühlprogramm reinzuziehen, sollten wir einen Schritt zurücktreten. Pause. Und dann auf Neustart drücken.

Die alten Praktiken, die sich viele Menschen heute als »Wellness-Kultur« aneignen, sind zu einer Zeit entstanden, in der Menschen noch nicht versuchten, so viel wie möglich in 24 Stunden zu quetschen. Ayurveda, Yoga, Meditation und verschiedene Heilkünste entwickelten sich durch Selbststudium und durch Versuch und Irrtum. Den Praktizierenden war es ein Anliegen, sich selbst zu erkennen und ihr Wissen mit ihrem sozialen Umfeld zu teilen. In den früheren Gesellschaften bildete sich eine praktische, gegenseitige Gesundheitsfürsorge heraus. Es galt, Fitness und Wohlbefinden im Alltag zu erhalten und nicht darauf zu warten, dass man krank wurde und Probleme bekam. Shiatsu zum Beispiel, eine in Japan entwickelte Form der Therapie, die auf der Traditionellen Chinesischen Medizin (TCM) basiert, war ursprünglich eine ganz normale häusliche Behandlungsmethode unter Familienmitgliedern. Kann man sich so etwas in heutigen Familien vorstellen?

Wir müssen uns in Erinnerung rufen, dass in den konkreten Übungen Heilkräfte schlummern, die in uns selbst bereits vorhanden sind. Die Antworten liegen nicht außerhalb von uns. Beim Yoga findet Veränderung statt, wenn dein Körper durch Bewegung zur Harmonie mit deinem Geist findet. Beim Meditieren findet Veränderung statt, wenn du deinen Geist zur Ruhe bringst und dich mit einem tieferen Selbstgefühl verbindest. Beim Ayurveda findet Veränderung statt, wenn du durch die Nahrung, die du zubereitest und zu dir nimmst, wieder mit der Natur und den Jahreszeiten in Berührung kommst. Sicher, wir können auch Produkte kaufen, die positive Veränderungen stimulieren, erleichtern und fördern, aber nötig sind sie nicht. Wahre Heilung ist einfach und beginnt in uns. Sie beginnt mit einer Entscheidung und einer inneren Verpflichtung zum Wandel.

Aber: Diese uralten Methoden nützen uns nur dann, wenn wir sie auf unser modernes Leben und unsere eigenen Bedürfnisse abstimmen. Erkenntnis in Handeln umzusetzen ist eine harte Nuss, denn es bedeutet:

konkrete Schritte in Richtung Veränderung, weil wir uns besser fühlen wollen, und Tag für Tag dranbleiben, damit wir auf Dauer davon profitieren können.

Und hier kommt nun dieses Buch ins Spiel. *Detoxing – Reinige deinen Körper, kläre deinen Geist* ist eine 28-tägige Reise, die dir zeigt, wie du mithilfe der alten – und ein paar modernen – Praktiken die Verbindung von Körper und Geist in deinem Leben neu etablierst. Es gibt dir einen Detoxing-Plan für Körper und Geist an die Hand, der dich zu gesünderen, nachhaltigeren Gewohnheiten führen wird. Du wirst erfahren, wie du in jedem Teil deines Lebens für mehr Wohlbefinden sorgen kannst und wie du dir zu diesem Zweck Ziele setzt, die hoffentlich deine Gesundheit stärken und dein ganzes Leben transformieren werden.

Unsere 28-Tage-Reise besteht aus vier Teilen. Jede Woche konzentrieren wir uns auf einen bestimmten Bereich deines Lebens, und du erfährst, wie du dort auf Neustart drücken kannst. In Woche 1 geht es um die mentale Entgiftung, denn mit dem Denken fängt alles an. In der ersten Woche legen wir den Fokus auf deine Gewohnheiten und machen eine Art Routine-Tuning, damit sich deine Work-Life-Balance zum Positiven verändert, ein tragfähiger Lebensrhythmus entsteht und du besser in Kontakt mit dir selbst und mit anderen kommst. In Woche 2 ist das spirituelle Detoxing an der Reihe. Dabei steht die Wiederannäherung an deine spirituelle Seite im Mittelpunkt. Du beginnst mit täglichen Meditationen und setzt deine Vorsätze gezielt in die Praxis um. In Woche 3 heißt es: Ändere dein Essverhalten. Wir gehen in die Küche und lernen, den Körper im Licht von Ayurveda und anderen Weisheitslehren zu stärken und neu zu lieben. In Woche 4 beschäftigen wir uns mit der Bewegung. Wir überlegen, was körperliche Betätigung bedeuten kann, und sehen uns an, wie du über deinen Körper denkst. Auf der ganzen Reise werde ich dir praktische Schritte und Übungen vorschlagen, die für mich und meine Schüler*innen funktioniert haben. Leg dir beim Lesen ein leeres Notizheft zurecht, damit du deine Listen oder Antworten und die Gedankenblitze notieren kannst, die dir zwischendurch einfallen.

Mit *Detoxing – Reinige deinen Körper, kläre deinen Geist* bekommst du ein Programm an die Hand, mit dem du gewohnte Pfade verlassen und einen Weg einschlagen kannst, der dich näher an deine Gefühle und dein eigentliches Leben bringt. Denk daran: Alte Übungspraktiken wie Meditation, Ayurveda und Yoga sind kein exotischer Zauber. Sie existieren in unserem Inneren und warten darauf, freigelassen zu werden. Wahres Wohlbefinden stellt sich nicht ein, wenn du das angesagte Produkt kaufst oder soundso viel Kilo auf der Waage oder Work-outs pro Woche erreichst. Worum geht es? Du selbst sein, echte Veränderungen anstreben und dich mit destruktiven, einengenden Gewohnheiten auseinandersetzen. Erst dann kannst du dir selbst mit Verständnis begegnen und auf ein Leben hinarbeiten, in dem dein Geist und dein Körper harmonisch zusammenwirken.

Wenn ich einen besonders konfusen Tag habe, versuche ich, mir eine zweite Dusche zu gönnen – nicht weil mein Körper das nötig hätte, sondern weil ich die genüssliche Dusche als eine Art symbolischen Neustart betrachte. Ich sage mir: »Okay, fangen wir den Tag noch mal von vorne an«, auch wenn es schon Nachmittag ist. Auf der Reise, auf die ich dich in diesem Buch mitnehme, hast du die Möglichkeit zu einem kompletten Neustart, der dich von alten Krusten befreit und dein wahres Selbst freilegt. Stell dir vor, wie du aus dem Hamsterrad aussteigst und endlich mit deinem Körper im Reinen bist. Gleichzeitig erschließt sich dir ein tiefes Wissen darüber, wer du bist, was du willst und wie du in dieser Welt dienen kannst.

*Detoxing – Reinige deinen Körper, kläre deinen Geist* ist deine persönliche Blaupause für eine bewusste neue Ausrichtung – deine zweite Dusche. Wir werden erfahren, wie wir Geist, Körper und Seele am besten nähren. Außerdem werden wir moderne Updates der uralten Praktiken kennenlernen, die deinem Leben einen unglaublichen Mehrwert verschaffen. Gewohnheiten, die dein Potenzial einschränken, wirst du abzulegen lernen. Möge dich unsere Reise an die Weisheit in deinem innersten Wesen erinnern, die nur darauf wartet, aktiviert zu werden. Du hast die uneingeschränkte Erlaubnis, das Tempo zu drosseln, mit deinen Sinnen auf neue Weise in Kontakt zu treten und zu der wahren, eigentlichen Version deines Selbst zurückzukehren. Es ist an der Zeit, den besten Teil deines Lebens zu genießen.

*Tara Stiles,*
April 2020

# KLÄRE DEINEN GEIST

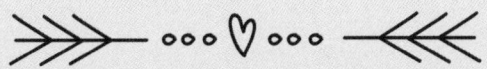

# 1

# DRÜCK AUF NEUSTART

## Mentales Detoxing

*Die Natur hat keine Eile,
und doch wird alles vollendet.*
**– Laotse**

Wenn wir in Harmonie leben und die beste Version von uns selbst werden wollen – im Beruf, in der Familie, bei unseren Freunden –, sollten wir den Körper als Ganzes betrachten. Und mit dem Denken fängt es an. Die Geist-Körper-Verbindung beginnt mit etwas, das bereits ein Teil von uns ist: dem Atem. Wir atmen den ganzen Tag, ohne einen Gedanken daran zu verschwenden, und aktivieren das wahre Potenzial dieser Ressource nur selten. Unser Atem ist ein Teil von uns, er fließt durch uns hindurch und erhält uns am Leben. Er ist die Quelle unserer Existenz, unabhängig von Erwartungen, die wir oder andere an uns stellen, und er verbindet uns mit unserem wahren Potenzial.

Sobald wir gestresst sind, ist unser Atem davon betroffen. Dringt Anspannung in unsere Zellen ein, wird unser Atem kurz und flach. Wir halten buchstäblich den Atem an, wenn wir verspannt, erschrocken oder verängstigt sind. Wir wissen genau, dass uns tiefe Atemzüge guttun, aber wir ignorieren die Kraft des Atems, funktionieren auf Autopilot oder schalten in den Kampfmodus. Anspannung wird zur Gewohnheit.

*I believe in a better way* – diese Zeile aus einem Song von Ben Harper setze ich oft als eine Art Mantra ein, wenn ich Yoga praktiziere oder unterrichte. Du kannst das volle Potenzial deines Atems nicht ausschöpfen, wenn du verspannt und verhärtet bist. Aber du kannst dir beibringen, selbst in stressigen Zeiten entspannt und beweglich zu bleiben. Dabei hilft dir die unten beschriebene Übung (s. Seite 17), die Aufmerksamkeit auf den Atem zu richten, sodass er ungehindert durch die Lunge und den gesamten Körper fließen kann.

Die Atemübung sollte in deinem Tagesablauf einen festen Platz einnehmen. Mach sie frühmorgens im Bett, noch vor dem Aufstehen, und noch mal später am Tag, während du so simple Dinge tust wie duschen, die Geschirrspülmaschine einräumen oder zur Arbeit fahren (es sei denn, du sitzt am Steuer!). Die Übung soll dir in Fleisch und Blut übergehen, deshalb baust du sie immer wieder in ruhigen Momenten ein. Wenn es dann mal stressig wird, kannst du sie jederzeit abrufen und dazu nutzen, deinen Atem frei fließen zu lassen. Das wird dir helfen, schwierige Situationen zu meistern. Das Ziel heißt: Beweglich bleiben und *atmen*, und zwar in allen Lebenslagen! So schlägst du eine Brücke zwischen stressigen und entspannten Phasen. Der Stress wird nicht einfach verschwinden, aber mithilfe des Atems wirst du imstande sein, achtsamer auf ihn zu reagieren.

# Übung für einen klaren Geist:
## Verbinde dich mit dem Atem

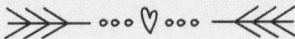

Tai-Chi ist ein System sanfter, langsamer Bewegungsabläufe, das auf der chinesischen Kampfkunst basiert und oft als »Meditation in Bewegung« definiert wird. Es besteht aus einer Reihe fließender Bewegungen, die ruhig und konzentriert, begleitet von tiefen Atemzügen absolviert werden. Diese Form der Bewegung lenkt die Aufmerksamkeit auf die Körper-Geist-Verbindung und wirkt sich positiv auf Stress und Ängste, auf die Beweglichkeit und sogar die Kreativität aus.

Mit der folgenden leichten Tai-Chi-Übung kannst du die Kraft deines Atems spüren und Spannungen in Körper und Geist abbauen. Sobald du sie beherrschst, kannst du sie immer und überall machen, wenn du merkst, dass Nervosität oder Stress im Anmarsch sind.

1. Setz oder stell dich so hin, wie es bequem für dich ist. Das ist wichtig für diese Übung, weil sich sonst womöglich Verspannungen einschleichen. Such dir eine Haltung, in der du dich rundum wohlfühlst. Schließe die Augen.

2. Lass den Körper durchlässiger werden. Lockere Knie, Ellenbogen und Schultern. Stell dir deinen Körper geschmeidig und flexibel vor, sodass du, wenn dich jemand anstupsen würde, sachte hin- und herschwingst. Du bist wie ein Baum im Wind. Bleib locker und beweglich. Gestatte dir, einfach zu existieren.

3. Atme einmal tief durch die Nase ein. Nimm wahr, wie sich dein Körper als Reaktion auf das Einatmen weitet und hebt. Atme einmal lange und ruhig durch den Mund aus. Nimm wahr, wie dein Körper – vom Atem gezogen und unterstützt – in zarte Bewegung gerät.

4. Halte die Augen geschlossen. Wie fühlt sich dein Körper an? Weicher? Spürst du noch irgendwo im Körper Blockaden? Schenke ihnen Aufmerksamkeit. Sobald du bereit bist, kannst du langsam die Augen öffnen.

# Ziele setzen:
# Wie willst du dich fühlen?

Jetzt weißt du, wie du deinen Atem bewusst wahrnehmen und lenken kannst. Schauen wir uns etwas genauer an, wo du gerade jetzt stehst und wo du am Ende deiner 28-Tage-Reise mit *Detoxing – Reinige deinen Körper, kläre deinen Geist* stehen willst. Hör nicht auf, tief und wohltuend zu atmen. Hier beurteilt dich niemand. Wir schaffen nur die Voraussetzungen für eine neue Lebensweise, die du wie ein neues Kleid probieren kannst.

Bevor du anfängst, deine Ziele aufzuschreiben, denk vor allem an eins: Du hast keinen Knacks. Sag dir das laut vor und schreib es dick und fett in dein Tagebuch, wenn dir das hilft. Du bist hier, weil du vielleicht ein paar suboptimale Gewohnheiten hast, die ein paar nicht gerade supertolle Folgen hatten. Aber weißt du was? *Du* bist nicht deine Gewohnheiten. Und Gewohnheiten lassen sich ändern, Schritt für Schritt. Eine einzige kleine Handlung kann wie eine Welle durch deinen Tag und dein Leben schwappen und zu vielen anderen guten Entscheidungen und neuen Gewohnheiten führen.

Kürzlich habe ich so eine Welle bei einer meiner Schülerinnen erlebt. Sie kam eine Woche lang jeden Tag in meine Yoga-Stunde, und am Ende der Woche wollte sie mir etwas erzählen. In ihrem Leben sei eigentlich nichts so richtig falsch gelaufen, erklärte sie, aber sie hatte trotzdem irgendwie neben sich gestanden, wie ein Roboter, emotional taub. Neuerdings, berichtet sie strahlend, spüre sie schon allein durch die täglichen Yoga-Stunden mehr Energie und Begeisterung, auch für andere Bereiche ihres Lebens. Ihre Beziehung zu Kollegen, zur Familie und zu Freunden sei auf einmal fröhlicher und gehaltvoller. Dabei war die einzige Veränderung in ihrem Leben die tägliche Yoga-Stunde mit uns: Sie kam regelmäßig und sorgte gut für sich.

# Schreib's auf: Wohlfühl-Ziele

Okay, jetzt bist du an der Reihe. Hol dein Tagebuch und einen Bleistift oder Kuli. Frage dich: »Welches sind meine Ziele für diese 28-Tage-Reise, wenn ich überlege, wie ich mich während der kommenden Zeit fühlen möchte?« Bei deinen Zielen soll nicht festgelegt werden, was du am Ende erreicht haben willst, sondern wie du dich bis dahin fühlen willst.

Als Anregung gebe ich dir hier die Ziele, die ich für mich formuliert habe:

Ich möchte Energie haben, wenn ich morgens aufwache, und mich den Tag über kraftvoll fühlen.
Ich möchte weniger oft krank werden und schneller gesund werden, wenn es doch passiert.
Ich möchte mehr Selbstvertrauen haben.
Ich möchte häufiger Freude empfinden.
Ich möchte mich mit meiner Familie und meinen Freunden verbunden fühlen.
Ich möchte in meinem Heim zur Ruhe kommen und Frieden finden.
Ich möchte jeden Tag einen Sinn im Leben sehen.
Ich möchte spüren, dass ich mich durch alles, was ich tue, weiterentwickle und mehr ich selbst werde.

Das Coole an gefühlsorientierten Zielen ist, dass deine Mühen umgehend belohnt werden! Du musst nur anfangen, Gewohnheiten und Verhaltensweisen zu ändern.

Dass ich Yoga-Lehrerin wurde, war nicht das Ergebnis eines klar definierten Ziels. Heute macht mir der Beruf einen Riesenspaß und erlaubt es mir, ganz persönlich Tag für Tag enorm von den vielen positiven Aspekten, wie auf S. 19 beschrieben, zu profitieren. Als ich mit 21 nach New York zog, wollte ich als Tänzerin und Choreografin Karriere machen. Ich kam frisch von der Akademie für zeitgenössischen Tanz, auf der ich Yoga kennengelernt und mich in die Praxis verliebt hatte. Yoga war meine Leidenschaft, aber eher im Sinn einer nützlichen Technik. Anderen Leuten Yoga beibringen? Ein Leben lang? Nie und nimmer!

Ich bastelte mir ein Einkommen aus Ballett-Auftritten, TV-Werbespots und Model-Verträgen zusammen, war alles in allem zufrieden und hatte Spaß, aber irgendwie empfand ich eine große Distanz zu meinem Lebensstil. Mein Tag war vollgepackt, aber jeder Job diente nur dazu, mir den nächsten zu beschaffen. Bei jedem Auftritt suchte ich nach einem tieferen Sinn und fand ihn nicht. Ich hetzte von einem Termin zum nächsten. Manchmal war ich voller Tatendrang und dankbar, dass ich regelmäßig Arbeit hatte. Gleichzeitig verausgabte ich mich und war keine Spur näher an meinem wahren Selbst. Ich zeigte immer nur diejenige Seite meines Wesens, die mir (wie ich glaubte) den nächsten Job einbringen würde, und dachte nie darüber nach, wer ich wirklich war oder was ich wirklich wollte. Ab und zu kam ich bei meinen TV-Spots mit der Produktionsassistentin, dem Kameramann oder der Maskenbildnerin ins Gespräch und konnte gar nicht mehr aufhören, von meinen Yoga-Erfahrungen zu schwärmen.

Schließlich bat mich eine der Frauen, ihr privat Yoga beizubringen. Ich war einverstanden und fühlte mich nach meinem ersten Unterricht blendend – lebendig und erfüllt wie noch nie. Ich musste keine Nummer abziehen oder mich inszenieren wie bei den anderen Jobs. Ich gab das, was ich liebte, an eine andere Person weiter, und es war einfach nur fantastisch. Nach meiner ersten Yoga-Stunde wurde ich weiterempfohlen, und bevor ich bis drei zählen konnte, hatte ich mehrere Privatkunden.

Wenn mich jemand fragte, wie ich meine Brötchen verdiente, und ich sagte, dass ich Leuten zu Hause Yoga beibrachte, erntete ich skeptische bis mitleidige Blicke. Unter Tänzern und Schauspielern, die zum Casting gehen, ist es verpönt, seine Zeit mit anderem Kram zu verschwenden. Man muss andauernd Gigs vorweisen können. Wer Freizeit hat und sie mit privaten Interessen füllt, ist auf dem absteigenden Ast. Das wollte ich nicht, aber ich war so glücklich mit meinem Yoga-Unterricht, dass ich das gute Gefühl einfach behalten wollte.

Früher, bevor ich meine Yoga-Leidenschaft entdeckte, waren meine Ziele immer Endpunkte. Das Ankommen war wichtig, nicht die Reise. Ich wusste, dass ich für die Miete und meine Rechnungen eine bestimmte Summe verdienen musste, und setzte mir diese Summe zum Ziel, plus ein paar Extra-Dollar als Puffer. Natürlich müssen wir alle unsere Rechnungen bezahlen, und ich will dir absolut nicht raten, deine Rechnungen zu ignorieren! Aber meine Ziele waren fantasielos, ich ging mit Scheuklappen durchs Leben und blendete mein größeres Potenzial aus. Als ich angefangen hatte, mich für Yoga zu begeistern, änderte sich meine Art, mir Ziele zu setzen, komplett. Bei allem, was ich tat, stützte ich mich auf diese neue Art der Zielsetzung. Jetzt ging es nämlich darum, wie ich mich *fühlen* wollte, und nicht, was ich *erreichen* wollte. Das war eine gewaltige, befreiende Umstellung. Mein Ziel hieß nun: Leidenschaft und Engagement in allem spüren, was ich tue. Und so versuche ich noch heute zu leben.

So. Nachdem wir jetzt verstehen, welche Ziele wir uns für die Reise setzen sollten, stürzen wir uns am besten kopfüber ins mentale Detoxing. Am Anfang steht eine Woche, in der wir den Geist beruhigen, denn ohne einen klaren Geist als solide Grundlage fehlt allem, was wir sonst aufbauen oder erreichen wollen, die Stabilität. Aber auch in Woche 2 werden wir die Übungen von Woche 1 weiterführen und auf sie aufbauen. Ideal wäre es, wenn die Übungen am Beginn der neuen Woche zur selbstverständlichen Routine geworden sind. In Woche 1 konzentrieren wir uns auf folgende Elemente:

- *Einen Wohlfühlort schaffen:* Wir entrümpeln unser Zuhause und erzeugen ein harmonisches Umfeld, damit Transformation in unser Leben einziehen kann.

- *Work-Life-Balance und Tech-Life-Balance:* Wir definieren die Grenzen einer ausgewogeneren Beziehung zur Technologie und harmonisieren deine Work-Life-Balance durch neue Gewohnheiten und einen gesünderen Lebensrhythmus.

- *Beziehungen stärken:* In dieser Woche kommst du wieder in Kontakt mit dir selbst, und die Beziehung zu anderen Menschen erhält Auftrieb.

## DEIN WOHLFÜHLORT

Dein Befinden – anders gesagt, dein »inneres Ökosystem« – hängt stark von deiner äußeren Umgebung ab. Deshalb ist der erste Schritt auf dem Weg zu einem klaren Geist, dass du dein Zuhause entrümpelst und reinigst. Sicher ist dir auch schon aufgefallen, dass du in einer chaotischen Küche das Kochen eher sein lässt und schneller nach Junkfood greifst. Oder dass du nicht unbedingt gut gelaunt aus dem Bett springst und etwas Produktives unternimmst, wenn sich die schmutzige Wäsche meterhoch auf dem Boden stapelt. Unsere physische Umgebung beeinflusst unsere mentale Verfassung.

Eine Säuberungsaktion bedeutet mehr, als die Wohnung zu putzen und den Müll rauszubringen. Wichtig ist, wie du dich in deiner Umgebung *fühlen* willst. Deine Wohnung hat mehrere praktische Funktionen: Sie ist ein Ort, an dem du sicher und warm und vor den Elementen geschützt bist; sie ist ein Ort, an dem du dich entspannst, schläfst und dein Essen kochst und zu dir nimmst. Aber die Qualität von alledem (ausruhen, schlafen, essen etc.) hängt davon ab, wie viel Sorgfalt du auf deine häusliche Umgebung verwendest. Um mentale Klarheit und Balance zu erreichen, müssen wir oft unnötigen Ballast aus unserem materiellen Leben loswerden. Durch ein sauberes Heim bringen wir unsere Dankbarkeit dafür zum Ausdruck, dass der Ort und die Gegenstände darin zu unserer Bequemlichkeit beitragen. Im Yoga nennt man Meditieren häufig »die Zwiebel des Selbst schälen«. Für mich ist das Entrümpeln der Wohnung wie ein »Häuten der Zwiebel« – die Umgebung wird von entbehrlichen Schichten befreit.

Mit dem ganzen unnötigen Zeug in unseren Wohnungen sind wir an einem Punkt angelangt, wo es so nicht weitergeht. Wir haben vermutlich mit den besten Absichten Schnäppchen gekauft oder Dinge behalten, weil wir uns aus sentimentalen Gründen nicht von ihnen trennen konnten. Doch in einer vollgestopften Wohnung fühlen wir uns erdrückt, getrennt von Natur und Umwelt und spirituell ausgelaugt. Das hat zur Folge, dass neuerdings ein minimalistischer Lifestyle angesagt ist. Ausmisten, Ordnung halten, Dinge weggeben, recyceln oder upcyceln liegt im Trend, weil wir begriffen haben, dass uns auch das x-te Paar Jeans kein Glück erkaufen kann und es viel befriedigender ist, aus einer alten Jeans eine Fußmatte zu flechten oder sie zu spenden.

»Decluttering« mag ein neuer Trend sein, aber die Sache selbst ist nicht neu. In ihr drückt sich eine altbewährte Weisheit aus. Feng-Shui ist eine alte chinesische Kunst der Lebensraumgestaltung, die dazu dient, Harmonie und Ausgewogenheit zwischen unserer unmittelbaren Umgebung (unserem Zuhause) und den natürlichen Elementen zu schaffen. Feng-Shui beruht auf der Vorstellung, dass das Chi (Energie oder Lebenskraft) alles durchströmt und dass zwischen den daoistischen Prinzipien Yin (weibliche Energie) und Yang (männliche Energie) ein wechselndes Gleichgewicht herrscht. Dabei sind die fünf Elemente Holz, Feuer, Erde, Metall und Wasser zu beachten. Nach Feng-Shui-Prinzipien werden Gegenstände in deinem Wohnbereich an bestimmten Stellen platziert, damit die Energie frei von einem Raum zum anderen fließen kann und sich Wohlbefinden, Wohlstand und Schönheit einstellen.

Feng-Shui ist eine recht komplexe Lehre. Ich kann hier nicht auf alle Details eingehen. Aber ich möchte dir für deine Wohnung eine ganz einfache Methode empfehlen, die die Harmonie und den Energiefluss fördert. Nach Feng-Shui erzeugt das einfache Fegen und Reinigen des Eingangsbereichs einen positiven Flow und stärkt die Gesundheit. Deine Haus- oder Wohnungstür ist sehr wichtig, denn dort betritt man deine Räume. Damit die Energie beim Eintreten nicht ungebremst die Treppe hoch- oder direkt in die Küche beziehungsweise einen anderen Raum neben der Tür huscht, kannst du sie abbremsen, indem du einen Spiegel, einen kleinen Teppich oder ein Kunstwerk in den Eingangsbereich stellst. Schöne, sorgfältig ausgewählte Accessoires geben dir und deinen Gästen einen Grund, innezuhalten und sich einen Moment zu sammeln.

**Raum für deine Gefühle**

Wenn ich Menschen zum Yoga zusammenbringe, ist es unglaublich wichtig, dass unser Trainingsraum sauber und harmonisch ist. Ich sehe mir jeden neuen Ort an, bevor meine Schüler*innen kommen, damit ich ihn vor der Arbeit kennenlerne, ihn frei räumen und herrichten kann. Ich überlasse das nicht dem Putz-Team. Falls das Reinigungspersonal gerade bei der Arbeit ist, helfe ich mit. Das Abfallsammeln und Fußbodenwischen überlasse ich ungern anderen, denn mir liegt daran, den Raum mit der bestmöglichen Energie zu füllen. Und ich halte es auch für meinen Job, den Raum nach dem Unterricht in einem besseren Zustand zu verlassen, als ich ihn vorgefunden habe. Aus praktischer Sicht hilft mir das Reinigen, die Umgebung besser kennenzulernen. Ich erfahre alle möglichen nützlichen Dinge – wo das Licht angeht, wo die Ausgänge und die Toiletten sind und von wo Störungen drohen könnten. Beim Unterricht kann ich dann vollkommen präsent sein. Das Reinigungsritual habe ich mir im beruflichen Umfeld angewöhnt, aber inzwischen erstreckt es sich auch auf mein Privatleben.

Ich bin von Natur aus kein Ordnungsfan. Ehrlich gesagt ist es für mich schon eine heroische Tat, jeden Morgen das Bett zu machen. Wenn ich nicht aufpasse, türmt sich die dreckige Wäsche im Bad, und wenn Gäste kommen, stopfe ich alles, was herumliegt, hastig in Schränke. So ticke ich nun mal, aber ich mache mich deshalb nicht fertig. Ich weiß, ich kann Gewohnheiten und Eigenschaften ändern, ich muss nicht an ihnen hängen bleiben. Ich bemühe mich wahrzunehmen, wann ich Chaos anrichte, und vor allem, warum. Für gewöhnlich weil ich in Eile und abgelenkt bin. Wenn ich merke, dass ich nicht bei der Sache bin, nehme ich das als Ansporn. Ich versuche, mehr Zeit fürs Aufräumen einzuplanen. Ich strebe weder eine makellose Wohnung noch Perfektion an. Ich möchte im Prozess bleiben, Fortschritte erzielen und auf sie hinarbeiten. Früher dachte ich, Putzen und Aufräumen sei etwas für Leute mit viel Freizeit, nichts für viel beschäftigte Typen wie mich. Unordnung müsse man wegorganisieren oder outsourcen. Aber je mehr ich mich damit befasste, desto klarer wurde mir, wie wichtig der Prozess selbst für mein Wohlbefinden ist. Wenn meine Wohnung aufgeräumt ist, hat mein Tag mehr Stunden. Dasselbe gilt für die anderen Räume, in denen wir uns länger aufhalten. Ob bei der Arbeit, in der Schule oder im

Auto, überall sorgt Ordnung für Harmonie, fördert Kreativität und inneren Fortschritt.

Wenn du beim Meditieren feststellst, dass deine Gedanken abschweifen und du dich nicht mehr auf den Atem konzentrierst, hast du die Wahl: Du kannst deine Gedanken weiterwandern lassen oder zurück auf den Atem lenken. Beim physischen Raum ist es nicht anders. Wenn du den Wäscheberg auf dem Fußboden siehst, hast du die Wahl: Du kannst die Schlafzimmertür schließen und so tun, als sei alles okay, oder du kannst die Kleider aufheben und sie in die Waschmaschine oder den Wäschekorb werfen. Ich persönlich konzentriere mich darauf, wie ich mich fühlen will und wie gut es sich in meinem restlichen Leben anfühlt, einen aufgeräumten Schrank zu haben. Dass es der Kreativität auf die Sprünge hilft, wenn man Wäsche aufhebt, klingt ein bisschen schräg, ich weiß, aber es gibt eine starke Verbindung. Weil ich meine Arbeit so liebe, sehe ich die Wäsche und erinnere mich daran, dass ich mir den Zugang zu meiner Kreativität erleichtere, wenn ich sie vom Boden aufhebe. Liegt der Fokus darauf, wie du dich fühlen willst, fällt es leicht, mit Freude statt mit Widerwillen aufzuräumen.

Unsere Gewohnheiten sind mit unserem inneren Ökosystem verknüpft. Wenn es in meinem Schrank aussieht wie bei Hempels unterm Sofa, bin ich mental unausgeglichen. Aber wenn ich meine Neigung zu unaufgeräumten Schränken und deren Folgen kenne, kann ich etwas unternehmen, statt mich als Schrank-Messi zu geißeln. Ich weiß, dass mir die alte Gewohnheit nicht nützt und dass ich sie ablegen kann. Yoga und Meditation haben mich gelehrt, dass ich meine Gewohnheiten durch stetiges Praktizieren ändern kann. Wenn ich vor einer Unterrichtseinheit in ein Yoga-Studio komme und dort klar Schiff mache, entsteht Harmonie und Balance in meinem Inneren, was sich auf die Kursatmosphäre auswirkt. Die Wohnungsreinigung folgt denselben Prinzipien. Schränke aufräumen mag nicht mein Lieblingsding sein, aber ich mache es trotzdem, weil es Harmonie und Ausgewogenheit in meinem Heim und meinem Geist fördert. Und wenn ich früh aufgestanden bin, meditiert und warmes Zitronenwasser getrunken habe, fällt es mir leichter, das Bett zu machen und den Schrank aufzuräumen. Gute Gewohnheiten treiben Blüten!

### Aufräumen mit Kindern: Spiel und Spaß

Beim Aufräumen der Schränke sprühen nicht unbedingt die Glücksfunken. Aber wenn ich meine dreijährige Tochter dabeihabe, sprühen sie – und wie! Am Ende jedes Tages gestalten Daisy und ich das Aufräumen zum Spiel um. Und siehe da, schon Ein- bis Zweijährige helfen mit Begeisterung! Sie sind noch nicht die effektivsten Heinzelmännchen, die es gibt, aber darum geht es nicht. Man kann sie trotzdem von klein auf einbeziehen, damit sie sich gute Gewohnheiten für später zulegen. Daisy und ich singen unseren »Clean up!«-Song, und inzwischen fängt sie manchmal sogar selbst damit an. Dadurch wird Aufräumen zu einem Teil des Spiels, und Daisy ist stolz, wenn alle Spielsachen an ihrem Platz sind. Neuerdings hebt sie im Park von ganz allein Abfälle auf und schaut sich nach dem nächsten Mülleimer um. Ich hätte mir nie träumen lassen, dass unser Aufräumspiel so eine Wirkung zeigt! Daisy hat mir demonstriert, dass Aufräumen nicht mit dem Wort »lästig« in Verbindung gebracht werden sollte: Ein kleiner Tipp für uns alle, Kinder *und* Erwachsene!

Mach das Aufräumen zu einem unumstößlichen Ritual, und du wirst feststellen, dass du dich jeden Tag geradezu darauf freust! Es gibt sicher in deiner Nähe Organisationen, die Kleider- und Sachspenden annehmen. Mir macht das Ausmisten gleich nicht mehr so viel aus, wenn ich weiß, dass die Dinge, die wir aussortieren, von jemand anderem weiterbenutzt und geschätzt werden.

Auf geht's! Unten findest du eine Reihe von Übungen, die dir helfen, dein Zuhause zu reinigen und auszumisten. Auch wenn du mit Besen, Schrubber und Eimer hantierst, winkt als Belohnung so viel mehr als ein staubfreier Fußboden!

## Hausputz leicht gemacht

Du solltest es dir zur Gewohnheit machen, deinen gesamten Wohnbereich einmal im Vierteljahr zu reinigen. Das ist eine unglaublich befreiende und kathartische Erfahrung. Und du musst dich dabei nicht wie ein armes, ausgebeutetes Aschenputtel fühlen – bezieh die anderen Haushaltsmitglieder ruhig mit ein! Lege einen Tag fest, an dem alle für eine gemeinsame Putzaktion zur Verfügung stehen, denn die Mithilfe entlastet dich, und hinterher wissen alle die sauberen Räume besser zu schätzen. Auch die ganz Kleinen machen mit Begeisterung mit! Du brauchst weder Spielzeugbesen noch Miniputzsets, gib ihnen ruhig die echten Geräte. Daisy platzt immer vor Stolz, wenn sie Staubflusen zusammenfegt und aus den hintersten Winkeln, unter dem Bett oder der Couch Wollmäuse hervorholt.

Du willst nachhaltig und umweltfreundlich putzen? Dann zerschneide alte T-Shirts und Handtücher zu Putzlappen, statt Berge von Wegwerftüchern zu verbrauchen. Selbst gemachte Wischlappen kann man leicht auswaschen und wiederverwenden, und sie sind gewöhnlich haltbarer und reinigen Oberflächen gründlicher als Papiertücher von der Rolle.

Ungiftige Putzmittel kannst du übrigens problemlos zu Hause herstellen. Sie sind billiger als gekaufte Produkte und außerdem verträglicher für die Umwelt, für dich und deine Familie. Hier sind ein paar einfache Rezepte für ungiftige Reinigungsmittel:

## ALLZWECKREINIGER

1 Tasse Wasser
1 Tasse weißer Essig
1–2 Tropfen ätherisches Öl (dein Lieblingsduft –
    ich mag am liebsten Pfefferminze oder Lavendel)
Zitronen- oder Orangenschale (optional)

Alle Zutaten in eine wiederverwendbare Glas-Sprühflasche geben. Kräftig schütteln und verwenden.

## HERDPLATTEN- UND KÜHLSCHRANKREINIGER

4 Teelöffel Backpulver
1 Liter warmes Wasser

Die Zutaten in einem wiederverwendbaren Glasbehälter mischen. Deckel fest zuschrauben, schütteln und verwenden.

## GLASREINIGER

2 Tassen Wasser
½ Tasse weißer Essig
¼ Tasse Franzbranntwein
1–2 Tropfen ätherisches Öl (optional)

Alle Zutaten in eine wiederverwendbare Glas-Sprühflasche füllen. Schütteln und verwenden.

# Übung für einen klaren Geist:
## *Heilraum-Meditation*

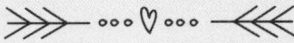

Bevor du die Ärmel hochkrempelst und mit dem Reinigen beginnst, kannst du eine einfache Meditation ausprobieren, besonders wenn dir Aufräumen gar nicht liegt und du dich nicht für ordentlich und gut organisiert hältst. Sie hilft dir, deinen Geist zu klären und den Raum zu würdigen, den du säubern willst.

1. Setz dich bequem hin. Schließ die Augen und achte auf deinen Atem. Genieße es, wie sich dein Körper als Reaktion auf deine Einatmung hebt. Nimm wahr, wie sich dein Körper beim Ausatmen entspannt. Verweile in dieser Empfindung.

2. Stell dir nun vor, wie sich dein Raum anfühlen soll: friedvoll, ruhig, inspirierend, kreativ oder welches Adjektiv dir auch immer in den Sinn kommt. Wenn sich ein Wort einstellt, lass es in dir nachhallen. Du kannst das Wort in Gedanken wiederholen oder einfach bei dem Gefühl bleiben, das es in dir auslöst.

3. Bleib im tiefen Atem, und wenn du dazu bereit bist, öffne die Augen.

## ENTSPANNTES ENTRÜMPELN

Ich empfehle, jeweils zum Saisonwechsel (Frühling, Sommer, Herbst und Winter) die Schränke von Grund auf auszumisten. Die Idee dahinter ist, dass du alle Klamotten und Accessoires rausholst, die im Schrank nur Platz fressen – zum Beispiel den 15 Jahre alten Pulli, den du nie trägst; die Kleider, die du nicht mehr sehen kannst; die Jeans, die dich unangenehm an die längst fällige Diät erinnert. Das Ausräumen kann ein paar Stunden oder ein, zwei Tage dauern, je nachdem, wie voll die Regale und Schubladen sind. Aber ist erst einmal das gröbste Chaos gelichtet, wird der Aufwand von Jahreszeit zu Jahreszeit geringer.

Als ich damit anfing, stellte ich überrascht fest, wie viel leichter es mir fiel, jeden Morgen die passende Kleidung zu finden, Teile zu kombinieren oder Koffer zu packen. Wenn du weißt, was du hast, und nur Sachen im Schrank hängen, die du auch wirklich trägst und magst, wird dich das deutlich entlasten.

Die Aufräumexpertin Marie Kondo rät, alles aus den Schubladen und Schränken zu holen und als großen Haufen auf das Bett zu legen. Ich hab's versucht, und obwohl ich viel für Kickstarts übrighabe, kommt mir die Methode ein bisschen zu extrem und ambitioniert vor. Ich nehme mir lieber eine Schublade oder ein Fach nach dem anderen vor und lege alles, was ich nicht mehr brauche, auf einen Haufen. Meine Regel lautet: Was ich ein Jahr lang nicht anhatte und was keinen sentimentalen Wert für mich hat, landet auf dem Boden. Das gemächliche Decluttering ermöglicht es mir, immer mal wieder zwischendurch ein paar Handgriffe zu machen. Das Aufräumen wird zu einem Teil meiner Tagesroutine, genau wie Meditation oder Yoga.

Hat sich auf dem Fußboden ein Haufen angesammelt, sortiere ich ihn nach »Recyceln«, »Verschenken« und »Secondhand«. Ausgeleierte T-Shirts, löchrige Socken und alte Schals wandern zu »Recyceln« und werden zu Wischlappen oder Bastelmaterial für Daisy. Was noch gut in Schuss ist, ich aber nicht mehr mag, kommt auf den »Verschenk«-Haufen und geht an Freunde oder Verwandte oder wird für wohltätige Zwecke gespendet. Besonders teure oder trendige Teile lege ich auf den »Secondhand«-Stapel und bringe sie in entsprechende Läden zum Verkauf. Organisationen, die Kleiderspenden annehmen, und Secondhandläden gibt es praktisch überall. Frag am besten vorher nach, was sie akzeptieren, damit du nicht mit einer riesigen Kleidertüte frustriert nach Hause geschickt wirst. Manche Händler nehmen inzwischen sogar Altkleider zum Recyceln an. Es gibt Kleiderkammern und Altkleider-Container mit Gütesiegel ... sprich: Ausreden gelten nicht!

### Mach dein Bett

Und zwar jeden Morgen. Bettenmachen kommt einem so banal und belanglos vor! Aber wenn du dich regelmäßig dazu überwindest, kann die neue Gewohnheit Erstaunliches bewirken. Ich hielt Bettenmachen früher für Zeitverschwendung, weil ich mich abends ja wieder reinlegen würde, richtig? In dieser Phase meines Lebens war ich allerdings auch ziemlich zerstreut und ließ oft eine angefangene Arbeit liegen, um mich in die nächste zu stürzen. Irgendwann fing ich an, jeden Morgen mein Bett zu machen, und fand heraus, dass ich die Dinge in meinem Leben anders wertschätzte und insgesamt fokussierter und klarer war. Das morgendliche Bettenmachen gibt den Ton für den ganzen Tag an. Es führt zu mehr Selbstachtung und Dankbarkeit für deinen Schlafraum. Als Teil der heilsamen Routine solltest du die Bettwäsche alle vierzehn Tage wechseln und waschen. Eine leichtere Bettdecke im Frühling und Sommer und eine wärmere im Winter verbindet dich mit der Energie der Jahreszeiten und verbessert dein Wohlbefinden nachhaltig.

### Der aufgeräumte Küchenschrank

Küchenschränke und Kleiderschränke haben eins gemeinsam: Der Blick in ihre Tiefen kann ganz schön aufschlussreich – und erschreckend! – sein. Vermutlich liegen da haufenweise abgelaufene Lebensmittel, daneben stapeln sich Produkte, die du immer wieder kaufst, und ganz hinten schimmelt Zeug vor sich hin, das du komplett vergessen hast. Erst als ich ernsthaft daranging, meine Küchenschränke zu entmüllen, ging mir auf, dass ich praktisch bei jedem Einkauf ein Glas Erdnussbutter und ein Glas Kokosöl mitbrachte. Ich war hell entsetzt, was da alles lagerte. Nach dem Ausräumen und Ausmisten weiß ich jetzt, welche Vorräte ich habe, behalte den Überblick und habe Lust, regelmäßig mit frischen Zutaten zu kochen. Meine Gewürzgläschen stehen brav in einer Reihe, und wenn ich sie sehe, möchte ich am liebsten sofort leckeres Gemüse sautieren. Also: Ärmel hochgerollt und an die Küchenregale! Dein Wohlbefinden wird mit jedem aufgeräumten Küchenschrank spürbar wachsen, das kann ich dir versichern.

Nimm zuerst alles von den Regalen herunter und leere die Schränke. Stell die Sachen auf eine Arbeitsfläche. Such zuerst die abgelaufenen Lebensmittel heraus und wirf sie weg. Vergiss nicht, recycelbare Behälter aufzuheben und bei Gelegenheit abzugeben. Haltbare Lebensmittel, von denen du viel zu große Mengen hast oder die du sicher nicht verwenden wirst, kannst du der örtlichen Tafel spenden. Andere Lebensmittel, die du behalten und irgendwann aufbrauchen willst, stellst du übersichtlich sortiert zurück: Nudeln und Getreide auf ein Regal, Dosen auf ein anderes, Snacks und Süßigkeiten wieder auf ein anderes usw.

## WORK-LIFE- & TECH-LIFE-BALANCE

Vor einiger Zeit nahm mein berufliches Leben Fahrt auf. Strala Yoga, das Studio, das wir 2008 gegründet hatten, expandierte weltweit. Es entstanden neue Studios mit ausgebildeten Guides. Bekannte Markenunternehmen wollten mit mir zusammenarbeiten. Meine Vision setzte sich immer mehr durch. In vieler Hinsicht war das sehr schön. Ich war seit Jahren als Yoga-Lehrerin etabliert, eine Tür nach der anderen öffnete sich. Zeitschriften und Zeitungen berichteten häufig über mich und die Community. Ich jettete durch die ganze Welt, um Vorträge zu halten und zu unterrichten. Es war eine total aufregende Zeit, eine atemberaubende Achterbahn aus internationalen Flügen und Events. Das hatte ich mir doch immer gewünscht, oder? Nicht wirklich. Es war unmöglich, irgendwo wirklich präsent zu sein, weil ich immer schon vorausplante und das nächste große Projekt im Kopf hatte. Mein erhöhter Stresspegel sank überhaupt nicht mehr. Wenn ich ins Bett ging, entspannte ich mich nicht mit einem Buch oder einer Abendmeditation (was jede gute Yoga-Lehrerin tun sollte!), sondern organisierte hektisch meine Termine für den nächsten Tag, beantwortete Mails und Textnachrichten aus allen möglichen Zeitzonen. Wenn ich nicht schlafen konnte, stand ich auf und chattete mit einer Freundin oder Kollegin auf der anderen Seite des Globus über die neuesten Entwicklungen.

In dieser Zeit stand mein Körper total unter Strom, er vibrierte geradezu, und an Abschalten war nicht zu denken. Meine Schultern waren dauerhaft verspannt, ich war schreckhaft und ungeduldig. Auf der anderen Seite hatte ich mich bei mehreren Unternehmen, mit denen ich zusammenarbeite, vertraglich dazu verpflichtet, auf Instagram ständig über meinen angeblich ach so tollen, gesunden Lifestyle zu posten und ihre Produkte zu taggen. Ich konnte mich kaum noch auf den Beinen halten und machte mir gleichzeitig ununterbrochen Sorgen, ob ich auch genug coole Inhalte zum Posten hatte.

Und obwohl mein echtes Leben nicht halb so glamourös war wie seine Instagram-Version, wurde ich immer abhängiger von dem Kreislauf der Selbstbestätigung, den die Sichtbarkeit auf den sozialen Netzwerken mit sich bringt. Ich brauchte das Dopaminhoch, das die Reaktionen auf meine Posts erzeugten. Ich war süchtig nach Likes und Kommentaren. Auf Geschäftsreisen saß ich oft allein im Hotelzimmer und fühlte mich leer und deprimiert. Heute gibt es viele Studien zu den zersetzenden Auswirkungen der sozialen Medien, und man weiß jetzt, dass ein direkter Zusammenhang zwischen Depressionen und intensiver Social-Media-Nutzung besteht, vor allem bei Menschen mit Vorbelastungen. Mich traf es, bevor die Forschungsergebnisse auf dem Tisch lagen, und ich fühlte mich ziemlich allein in meinem Kampf.

Ich hatte mich von meinem Ehemann Mike getrennt, weil ich dachte, allein käme ich besser zurecht und könnte mich freier und noch rasanter bewegen. Während unserer ohnehin schon belastenden Trennung verausgabte ich mich noch mehr. Trotzdem redete ich mir ein, es ginge mir besser denn je. Dieser Lebensstil war auf Dauer nicht durchzuhalten, und prompt kam die Quittung. Ich erinnere mich noch genau an den Tag. Ich saß in einem Flugzeug, das gerade gelandet war, und die Flugbegleiterin schüttelte mich, um mich zu wecken. Sie fragte, ob alles okay sei. Ich war völlig desorientiert und wusste nicht, wo ich war und was ich da wollte. Schließlich fiel mir wieder ein, dass ich von Tokio nach L. A. geflogen war und während des gesamten Flugs geschlafen hatte. Ich dachte, ich müsste am nächsten Tag in San Francisco sein, und wollte schon zum Anschlussflug rennen, als ich merkte, dass ich mich im Datum geirrt hatte. Ein ganzer freier Tag ohne Verpflichtungen! Ich suchte mir ein Hotel in L. A. und legte mich schlafen. Niemand wusste, wo ich war, ich tauchte einfach ab. Mir wurde klar, dass ich kürzertreten musste. Es hatte ähnliche Momente gegeben, aber ich hatte alle ignoriert. Ich hatte einfach durchgepowert. Diesmal wusste ich, dass ich darauf hören musste, was mein Körper, mein Geist und das Universum mir sagen wollten.

Am Beginn dieser verrückten Blindlings-weiter-bloß-nicht-denken-Lebensphase stand eine traumatische Erfahrung, die ich radikal unter den Teppich gekehrt hatte. Ich hatte eine Fehlgeburt. Es fing alles an, als ich beruflich in Moskau war und Mike bat, mich anschließend für ein paar Tage in Paris zu treffen. Wir würden schwanger werden, erklärte ich ihm, und anschließend nach New York City zurückfliegen. Ich wusste instinktiv, dass ich punktgenau schwanger werden würde, und ich behielt recht. Wir wohnten in einem romantischen Hotel mit einem fantastischen Restaurant und spazierten gut gelaunt durch Paris. Ein paar Wochen später machte ich einen Schwangerschaftstest und erfuhr, was ich schon wusste. Wir beschlossen, die Neuigkeit erst einmal geheim zu halten, weil mehrere meiner Freundinnen gerade Probleme hatten, schwanger zu werden. Ungefähr in der achten Woche drehten Mike und ich einen Film über einen Yoga-Kurs, an dem drei meiner Freundinnen teilnahmen. Ich erklärte ihnen gerade, sie sollten sich aus der entspannten Rückenlage in eine bequeme Sitzhaltung hochrollen. In diesem Moment fing ich an zu bluten. Ich unterbrach den Dreh und ging ins Bad, damit niemand meine Besorgnis mitbekam. Da war viel Blut. Ich setzte den Dreh fort, weil jeder Tag die Produktionsfirma eine Menge Geld kostete. Ich behielt meine Befürchtung für mich und erzählte sogar Mike erst am Ende des Drehtags davon. Wir fuhren nach Hause. Kein Problem, redete ich mir ein, bloß eine harmlose Zwischenblutung. Aber wir wussten es beide besser. Am nächsten Tag ging ich zu meiner Ärztin, und sie bestätigte mir, dass ich eine Fehlgeburt erlitten hatte.

Fehlgeburten sind sehr, sehr häufig, aber man redet kaum über sie. Ich erzählte niemandem davon, auch weil ich Scham empfand. Was, wenn es meine Schuld war? Hatte ich mich körperlich zu sehr gefordert? Hatte ich etwas falsch gemacht? Mein Kopf schwirrte. Ich schuftete weiter. Ich unterrichtete, als wäre nichts geschehen. Ich hielt das Baby einer Freundin im Arm, das sie ins Studio mitgebracht hatte, und ließ mir nichts anmerken, obwohl ich an diesem Tag besonders unter körperlichen Schmerzen und Blutungen litt. An einem anderen Tag plagte mich eine fiese Migräne, auch eine Auswirkung der Fehlgeburt. Ich konnte kaum geradeaus schauen und pushte mich trotzdem weiter. Die körperlichen Symptome waren heftig, aber sie gingen vorüber. Der emotionale Aufruhr, der zu einem Zusammenbruch wurde, hielt Jahre an. Mike und ich sprachen nie offen darüber. Er ließ mich weiter rastlos durchs Leben jagen und fing von sich aus nicht davon an. Wir erlebten, wie Freunde von uns schwanger wurden, und wechselten kein Wort darüber, wie uns das berührte. Ich stürzte mich kopfüber in die Arbeit und entfernte mich immer mehr von Mike, bis ich schließlich zu der Überzeugung gelangte, dass die Ehe das eigentliche Problem war.

Es war mir peinlich, von meiner Erfahrung zu erzählen, weil ich mich schuldig fühlte – wie so viele Frauen, die Stress und schwierige Situationen erleben. Wer war ich, dass ich mich beklagen konnte? Äußerlich war doch alles ganz super. Nur in mir war es dunkel und einsam. Nach vielen Monaten, in denen ich den Schmerz und den Verlust verdrängte, und Jahren, in denen ich persönlich daran arbeitete, neue Prioritäten zu setzen, konnte ich endlich heil werden. Zu diesem Prozess gehörten viele ruhige Stunden, tiefe Gespräche mit Mike und eine entschiedene Selbstfürsorge. Heute, auf der anderen Seite des Sturms, mit einer gesunden Tochter, die ich liebe, einer stabileren Beziehung, einer besseren Kommunikation mit Mike und einem Beruf, mit dem ich zufrieden bin, kann ich endlich meine Geschichte in aller Offenheit erzählen. Nicht weil ich glaube, dass mein Leben so wahnsinnig interessant oder einzigartig ist, sondern weil die Lektionen, die ich gelernt habe, anderen nützen könnten.

Mike und ich kamen kurz nach meinem »Weckruf« in L. A. wieder zusammen und beschlossen, einander besser zu unterstützen. Vor allem wollten wir voneinander erfahren, wie wir uns fühlten, womit wir unsere Zeit verbringen und wie wir leben wollten. Am Ende sprachen wir auch über den Schmerz der Fehlgeburt, den wir beide ganz unterschiedlich erlebt hatten. Nachdem wir in der Beziehung wieder festen Boden unter den Füßen hatten, wollten wir uns unseren Babywunsch möglichst erfüllen. Ich wusste, dass ich mit der gezielten Verlangsamung Ernst machen und besser für mich sorgen musste. Klar, ich neigte immer noch dazu, zu schnell zu viel zu wollen, aber nicht mehr um jeden Preis. Ich wollte an mir arbeiten.

Um mit Stress umgehen zu lernen und meine Fruchtbarkeit zu stärken, ging ich regelmäßig zu Shiatsu-Behandlungen bei meinem Freund Sam

Berlind. Shiatsu ist eine alte japanische Heilkunst, die mithilfe von Akupressur Stauungen des Energieflusses im Körper beseitigt. Shiatsu-Therapeut*innen stimulieren mit den Händen die Energiebahnen (Meridiane) im Körper ihrer Patient*innen, um eine Reaktion des Körpers auszulösen, die das Gleichgewicht wiederherstellt. Shiatsu ist keine Massage, bei der Muskeln nach den Wünschen der Patient*innen oder dem Grad ihrer Verspanntheit geknetet werden. Bei Shiatsu wird über längere Zeit auf Punkte entlang der Meridiane Druck ausgeübt. Die Behandlung der Meridiane wird dabei auf die individuellen Beschwerden abgestimmt. Du hast vielleicht auf einem Schiff schon Leute mit Akupressurbändern gesehen. Beim Shiatsu werden Meridiane aktiviert, die Aufmerksamkeit brauchen, damit der Körper reagieren und ins Gleichgewicht kommen kann. Shiatsu ist eine großartige Methode, das allgemeine Wohlbefinden zu steigern, und wird zur Behandlung einer Vielzahl von gesundheitlichen Problemen eingesetzt.

Sam eröffnete unsere erste Sitzung mit der einfachen Frage: »Wie geht es dir?« Mir brach der Schweiß aus, und ich bekam Herzrasen. »Gut, echt richtig gut«, platzte ich heraus, aber Sam durchschaute mich sofort. Er sagte, ich solle mich hinlegen und tief in ein schweres Kissen atmen, das auf meinem Bauch lag. Die Übung hilft, sich besser auf den Atem zu konzentrieren, in den Bauch zu atmen und dadurch Ängste zu lösen. Als Sam mit der Akupressur anfing, stimulierte er zuerst die Fortpflanzungspunkte an der Innenseite meiner Fußknöchel. Ein intensives Gefühl! Ist ein Teil des Körpers aus dem Gleichgewicht, spürt man dies beim Shiatsu deutlich entlang des entsprechenden Meridians. Die Empfindung ist für den Körper das Signal, ins Gleichgewicht zurückzukommen. Shiatsu funktioniert ein bisschen so, wie wenn man Störungen im Schaltkreis des Körpers behebt, damit die Energie leichter fließen kann und ausgleichend auf die Einzelteile wirkt.

Nach ein paar Monaten Shiatsu bei Sam machte ich Ernst mit dem Entschleunigen – aus Respekt vor mir selbst, vor meiner Gesundheit und meiner Zukunft. Nach jeder Sitzung bei ihm spürte ich, wie mein Körper mir mitteilte, dass Langsamkeit der beste Weg nach vorne war. Ich erkannte, dass ich mich entscheiden konnte, wie ich leben wollte. Ich konnte nach der Sitzung sofort in den Alltag zurückhetzen oder ablegen, was für mich nicht funktionierte. Ich fing an, meine Gewohnheiten zu ändern. Unter anderem hörte ich auf, eine Tasse Kaffee nach der anderen zu trinken (was mich kribbelig machte), zu allem Ja zu sagen und bis spät nachts vor dem Computer zu sitzen und zu grübeln. Ich fing an, täglich ohne mein Handy in der Stadt oder im Grünen spazieren zu gehen, um den Kopf freizubekommen. Ich löste mich nach und nach von der Sucht nach Feedback, in die mich die sozialen Medien katapultiert hatten, und stellte Regeln für einen gesünderen und verantwortungsvolleren Umgang mit meiner Online-Präsenz auf. Ich achtete auf Selbstfürsorge und hielt mich an eine klare Yoga- und Meditations-Praxis. Ich nahm mir Zeit, zu Hause nahrhafte Mahlzeiten zu kochen. Ich nahm mir Zeit für eine ehrliche Selbstbefragung: Führten meine Handlungen und Entscheidungen in die Richtung, in die ich gehen wollte? Als Yoga-Lehrerin brachte ich meinen Schüler*innen bei, locker, weich und ausgeglichen zu werden, aber noch war ich in dieser Hinsicht kein Vorbild.

# Übung für einen klaren Geist:
## *Tiefe Bauchatmung*

Versuche es mal mit dieser einfachen Atemtechnik, die mir Sam beigebracht hat. Sie hilft, das Tempo zu drosseln, körperlich wie mental.

1. Leg dich auf eine weiche, aber feste Fläche, z. B. auf einen Teppich oder eine Yoga-Matte. Such dir durch kleine Bewegungen eine bequeme Position.

2. Leg ein Kissen auf deinen Unterleib. Schließ die Augen und nimm zehn lange, tiefe Atemzüge. Konzentriere dich darauf, den Bauch (nicht so sehr die Brust oder die Rippenbögen) bis ganz unten mit Luft zu füllen.

3. Bleib ein paar Minuten so liegen und entspanne dich. Wenn du bereit bist, kannst du das Kissen wegnehmen und dich langsam in eine sitzende Position aufrichten. Dass du dir für das Beenden der Übung genügend Zeit nimmst, ist genauso wichtig wie der tiefe Atem. Nur keine Eile!

Ganz oben auf meiner Prioritätenliste stand von nun an: mein Leben vereinfachen. Ich reduzierte meine beruflichen Aktivitäten, die aus unzähligen Kursen, Workshops und Trainings bestanden, und konzentrierte mich auf ein einziges lichterfülltes Yoga-Zentrum mit spontanen Pop-up-Klassen und einem überschaubaren Kursprogramm. Wenn ich beruflich reisen musste, plante ich zusätzlich Zeit ein, um am Zielort Menschen und Orte kennenzulernen, statt möglichst viele Events herunterzureißen. Nach ungefähr einem Jahr stellte ich fest, dass ich ruhig, zentriert, ausgeglichen und offen für Neues war. Schließlich wurde ich schwanger, und das Leben drehte sich nicht mehr nur um meine eigenen Termine.

Als Daisy da war, merkte ich, dass ich noch mehr Tempo herausnehmen musste. Es ist mir wichtig, viel Zeit mit ihr zu verbringen, deshalb habe ich mir meine Arbeit entsprechend eingerichtet. Zum Glück ist Mike nicht nur beruflich, sondern auch in der Erziehung mein Partner, und wir haben ein ausgewogenes Elternmodell gefunden, das für uns beide stimmt. Mit Kindern hat man sehr wenig Leerlauf, und es kann anstrengend sein, regelmäßig Selbstfürsorge zu praktizieren. Manches ist mit kleinen Kindern einfach nicht zu verwirklichen, zum Beispiel genügend Schlaf oder ungestörtes Meditieren über längere Zeit. Aber mit Daisy fand ich ein neues Gleichgewicht. Einige Übungen konnte ich vorübergehend ruhen lassen, andere waren nicht verhandelbar. Derzeit (Daisy ist drei) führt an täglichen Meditationen und Yoga-Übungen kein Weg vorbei, und wenn es nur zehn Minuten sind. Auch gesundes Essen und Zeit für meine Hobbys und Interessen sind mir wichtig. (Meistens lese ich vor dem Schlafengehen ein Buch über ostasiatische Kunst.) Das ist kein drastischer Maßnahmenkatalog, aber er reicht aus. Ich werde gewahr, was ich loslassen kann und was ich in bestimmten Lebensphasen unbedingt brauche. Berufliche Projekte, die mir nicht viel bedeuteten, traten mit der Zeit in den Hintergrund, und so öffnete sich ein Raum für die Dinge, die mir wirklich am Herzen lagen.

# Unterstützung durch Energiearbeit

Überlegst du, dir für deine Reise in die Ausgeglichenheit einen professionellen Energetiker als Begleiter zu suchen, wie ich es mit Sam Berlind tat? Dann ist es wichtig, dass er oder sie zu dir passt. Frag Freunde und Menschen, denen du vertraust, wen sie als Shiatsu-Lehrer, Akupunkteur oder Heilkundigen empfehlen. Empfehlungen sind in der Regel sinnvoller, als »Heiler in meiner Nähe« zu googeln!

Betrachte die erste Sitzung als Chance herauszufinden, ob du dich mit deinem Gegenüber wohlfühlst. Er oder sie sollten dich nach deiner medizinischen Vorgeschichte und deinem aktuellen Gesundheitszustand fragen, sich Zeit zum Zuhören nehmen und achtsam antworten. Sollte sich etwas an der Arbeitsweise der Person oder an der Behandlung selbst ungut anfühlen, sprich es an und zwing dich nicht, noch mal hinzugehen, wenn du Vorbehalte hast.

Setz dich finanziell nicht unnötig unter Druck. Ein guter Energetiker lebt von Stammkunden und Empfehlungen und sollte keine Unsummen fordern. Ist Geld für dich ein heikles Thema, frag den Energetiker, welche Optionen du hast und ob er oder sie gestaffelte Tarife anbietet. Seriöse Praktiker tun das. Manche Krankenkassen übernehmen sogar ganz oder teilweise die Kosten einer Energie-Behandlung.

Ich hatte schon immer eine Riesenangst, zu langsam zu sein. Ich dachte, mir würde alles entgleiten, wenn ich meine verrückte Hetze aufgab. Aber genau das Gegenteil war der Fall. Als ich endlich auf die Bremse trat und nach und nach losließ, was nicht meine Priorität war, stellte sich beruflich und privat ein stabiles Gleichgewicht ein. Ich konnte es kaum fassen! Wer sich entschleunigt, wird sich selbst und die eigenen Bedürfnisse in verschiedenen Lebensphasen besser kennenlernen und sich für Veränderungen öffnen. Das wirst auch du feststellen.

Ein ausgeglicheneres Leben ist für mich aber keine Endstation, sondern eine neue Straße, auf der ich vorangehe. Meine Arbeit ist mir immer noch wichtig, aber sie ist jetzt eine Ergänzung zum Rest meines Lebens – und nicht das Leben selbst. Ich ziehe Grenzen zwischen meiner Arbeit und anderen Bereichen meines Lebens. Ich nehme mir Zeit für meine Interessen und für die Menschen, die mir wichtig sind, und das beflügelt meinen Beruf und meine kreative Seite.

## Work-Life-Balance: Geht das überhaupt?

Die Antwort ist Ja, aber … du musst dich abgrenzen lernen. Ob du in Vollzeit oder Teilzeit arbeitest, zu Hause oder im Büro, in einem kreativen Beruf oder einem Unternehmen – du musst zwischen der Arbeit und dem Rest deines Lebens Grenzen ziehen. An jedem Tag und in jeder Woche sollte es Zeitfenster geben, in denen du buchstäblich »frei« hast. Natürlich gibt es Ausnahmen: Du musst dringend eine berufliche E-Mail beantworten oder nach Feierabend noch telefonieren. Okay. Wir alle wissen, wie leicht die Grenzen zwischen Arbeit und Leben verwischen. Wir checken unsere E-Mails rund um die Uhr, sogar an den Wochenenden. Es erfordert Achtsamkeit und bewusste Willensentscheidungen, sich selbst zu beschränken. Aber gesunde Grenzen bringen dich auf dem Weg zu deinen größeren Zielen ein gutes Stück voran.

Auf den folgenden Seiten habe ich meine persönlichen Übungen für gesunde Work-Life-Grenzen notiert. Du kannst die Übungen genau so übernehmen oder sie an deine Bedürfnisse und deinen Zeitplan anpassen.

Hauptsache, du fängst klein an! Wenn du dir zu viel vornimmst, wirst du wahrscheinlich schnell das Handtuch werfen und heimlich unter der Bettdecke daddeln. Fange mit *einem* Entschluss an, zum Beispiel kein Handy oder keine E-Mail nach einer bestimmten Uhrzeit. Bleib stark, und du wirst sehen, wie durch den Welleneffekt ganz tolle neue Gewohnheiten entstehen. Auf sie kannst du dann aufbauen.

### Yoga und Meditation am Morgen

Egal, was am Tag auf mich wartet, am Morgen praktiziere ich Yoga und meditiere. Darüber diskutiere ich nicht. Als Start in den Tag ist das für mich wichtiger als die Dusche. Manchmal komme ich gleich nach dem Aufwachen dazu, manchmal erst am Vormittag, nachdem ich für alle Frühstück gemacht habe. Zeitlich bin ich flexibel, aber irgendwann am Vormittag muss es sein, und zwar für mindestens zehn Minuten. Ich weiß, dass ich sogar in der größten Hektik diese zehn Minuten finden kann. An Tagen voller Termine stelle ich mir den Timer und stimme mich mit Bewegungen ein, die sich aus dem Moment ergeben. Danach meditiere ich kurz. An Tagen mit mehr Luft verzichte ich auf den Timer und gönne mir 20 bis 60 Minuten. Ich empfehle dafür den Energetisierenden Yoga-Flow auf S. 198 ff., gefolgt von dieser wunderbaren Morgen-Meditation:

# Übung für einen klaren Geist:
## *Meditation für die Work-Life-Harmonie*

Diese Übung kannst du prima in deine Morgen-Meditation integrieren, besonders wenn es beruflich gerade rundgeht und du dich zentrieren und dein inneres Gleichgewicht wiederfinden willst. Leg dir dein Tagebuch oder einen Notizblock in Reichweite.

1. Setz dich bequem hin. Achte auf deinen Atem. Nimm wahr, wie du dich fühlst. Tauchen bestimmte Gedanken oder Gefühle in dir auf? Sprinten deine Gedanken sofort zu beruflichen Aufgaben oder sperren sie sich ängstlich gegen etwas? Während du ein- und ausatmest, kannst du dir eine Absicht setzen, mit der du das Gleichgewicht zwischen deiner Arbeit und dem Rest deines Lebens definierst. Denk an die Zeit zurück, in der dein berufliches und privates Leben in einer guten Balance waren. Stell es dir bildlich vor und erinnere dich, wie es sich anfühlte. Wenn du so etwas noch nicht erlebt hast, stell dir vor, wie es sich heute in deinem Leben anfühlen würde. Sieh dir dein inneres Bild genau an.

2. Kehre zum Atem zurück. Atme ein paarmal tief ein und aus. Nimm wahr, wie du dich fühlst. Bleib noch ein paar Atemzüge ruhig sitzen, bevor du die Augen öffnest.

3. Nimm jetzt dein Tagebuch zur Hand und schreib auf, wie die Work-Life-Harmonie aussieht, die du dir gerade vorgestellt hast. Notiere alle Erfahrungen und Gefühle, die während der Meditation aufgetaucht sind. Überleg dir, wie diese Übung der Vergegenwärtigung zu kleinen Veränderungen in deinem Beruf und deinem Privatleben führen könnten.

### Bürozeiten

Da ich als Selbstständige von zu Hause aus, im Büro, in Flugzeugen und an beliebig vielen anderen Orten arbeiten kann, muss ich meine eigenen Bürozeiten festlegen. Ich könnte ohne Weiteres bis abends spät arbeiten und gleich früh da weitermachen, wo ich aufgehört habe, aber da ich mich kenne, habe ich ein paar Regeln aufgestellt. Vor meinen zehn Minuten Yoga und Meditation checke ich keine E-Mails und kümmere mich nicht um Berufliches. Nur in ganz dringenden Fällen mache ich eine Ausnahme. Dasselbe gilt für den Abend. Oft arbeite ich noch eine Weile, wenn Daisy im Bett ist, aber nicht bis in die Puppen. Ich koche mir eine Tasse Tee und gebe mir maximal zwei Stunden. So bleibe ich im Fokus, arbeite effizienter und mache rechtzeitig Schluss, damit ich noch runterkommen kann und ausreichend Schlaf bekomme.

Es macht mir Spaß, mit den Leuten aus der internationalen Strala-Community Kontakt zu halten. Lehrer*innen und Schüler*innen wollen sich austauschen, Hallo sagen oder Fragen stellen. Ich könnte problemlos den ganzen Tag mit tausend Leuten chatten, aber auch da setze ich Grenzen. Ich bemühe mich redlich, berufliche Nachrichten und Chats nur während meiner Bürozeit zu bearbeiten. Es hat ein bisschen gedauert, bis ich nicht mehr ängstlich überlegte, was die Leute wohl denken, wenn sie ein, zwei Tage auf eine Antwort warten müssen. Aber so schlimm war es offenbar gar nicht. Wenn ich ein paar Tage nicht antworten kann, reagieren die meisten mit Verständnis und nehmen an, dass ich meine Gründe habe. Vielleicht helfen meine Grenzlinien ja sogar anderen Menschen, auch welche zu ziehen.

### Spazieren und reflektieren

Ich versuche, jeden Tag nach dem Mittagessen einen Spaziergang zu machen, mindestens aber drei bis vier Mal pro Woche. Wenn wenig Zeit ist, gehe ich zehn Minuten raus, wenn ich mehr Zeit habe, bis zu einer Stunde. Beim Gehen lasse ich Tagträume kommen, denke darüber nach, was gerade so passiert im Leben, und achte auf meine Gefühle. Egal wie warm oder kalt es ist, ob ich zu Hause bin oder auf Reisen, ich nehme mir diese Pause in meinem Arbeitstag, in der ich den Kopf frei bekomme. Das erfrischt mich unglaublich, und ich kann in der zweiten Tageshälfte genauso produktiv sein wie in der ersten. Diese Praxis empfehle ich allen, die in einem Büro arbeiten und tagsüber wenig frische Luft und Bewegung bekommen.

**Meditation und Stretching am Abend**

Meine abendliche Stretch-Meditation ist auch ein absolutes Must-have. Ich muss meinen Körper wieder spüren und die Verspannungen des Tages lösen. Meditation hat auf meinen unruhigen Geist eine ähnliche Wirkung. Ich praktiziere vor dem Schlafengehen im Schlafzimmer, während sich Mike im Bad die Zähne putzt. Klar, das ist kein Bilderbuch-Setting, aber egal. Ich brauche nur ein paar Minuten, in denen ich auf dem Fußboden meinen Körper bewege und kurz meditiere, und schon habe ich meine Balance wieder. Die Übung fällt mir leicht, weil ich mich danach so toll fühle! Es gibt überhaupt keinen Grund, sich davor zu drücken! Eine Stretch-Übung mit Meditation, die ich liebe und empfehle, ist mein Erholsamer Yoga-Flow auf S. 203 ff.

Welche Work-Life-Grenzen willst du dir setzen? Schnapp dir dein Tagebuch und schreib eine Liste. Meine Regeln findest du unten – du kannst sie gern alle übernehmen oder dir daraus deine eigene Liste zusammenstellen.

# Regeln für eine gute Work-Life-Balance

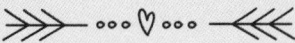

1. *Geh einem Hobby nach.*
   Damit du nicht in Versuchung gerätst, in deiner »Freizeit« über die Arbeit nachzugrübeln, oder innerlich ununterbrochen unter Strom stehst, such dir ein neues Hobby. Auf einem gemeinsamen Spaziergang mit Mike durch Soho entdeckten wir vor Jahren einen wunderschönen kleinen Strickladen mit bunten Garnen, die wie flauschige Zuckerwatte im Schaufenster lagen. Wir wurden neugierig und erfuhren, dass es Strickkurse gab. Die Wolle sah wahnsinnig verlockend aus. Wir machten einen Anfängerkurs, und seitdem stricke ich Mützen für Freunde und andere Leute, die etwas Warmes auf den Kopf brauchen. Zu mehr reicht es nicht, aber das ist okay für mich. Stricken ist ein cooles, nützliches Hobby, das mich entspannt. Und noch dazu schön meditativ, wie passend! Such dir eine Aktivität, die dich ehrlich interessiert und dir Spaß macht. Sie sollte nicht mit Leistung verknüpft sein. Ich fand meine auf einem Spaziergang, als ich überhaupt nicht darauf gefasst war. Sperr Augen und Ohren auf und nimm wahr, was dich ruft.

2. *Führe gehaltvolle Gespräche ohne Fachsimpeleien.*
   Über neue Bekannte, alte Freunde und die liebe Verwandtschaft gibt es viel Spannenderes zu erfahren als das, was sie beruflich tun. Rede mit den Menschen, die du triffst, bewusst mal nicht darüber, wie sie ihre Brötchen verdienen. Frag sie nach ihren liebsten Reisezielen. Erzähle von Büchern, die du gelesen hast, oder von Filmen, die dich begeistern. Für eine gute, anregende Balance darf das nicht fehlen.

3. *Plane Zeiten für Meditation und Bewegung ein.*
   Bestimme eine Zeit und einen Ablauf, der sich gut in deine Tage einfügt – früh am Morgen, vor dem Schlafengehen oder in einer Arbeitspause. Du brauchst deine tägliche Meditation und Bewegung, damit du achtsam in dich hineinhören und dich mit deinem Inneren verbinden kannst.

4. *Triff dich mit Freunden, die anders ticken als du.*
   Es ist so leicht, immer mit Gleichgesinnten abzuhängen und immer das Gleiche zu tun. Das ist bequem, und eine Wahlfamilie tut der Seele gut, aber es ist auch wichtig, mit Leuten Zeit zu verbringen, die ganz anders sind als wir selbst. Komm aus deiner Komfortzone heraus und lerne Menschen kennen, die du bewunderst, die anders aussehen, anders aufgewachsen sind und denken als du. Die andere Erfahrungen haben. Wenn all deine Freunde dir mehr oder weniger gleichen, solltest du deinen Kreis erweitern.

5. *Lies Bücher, die du für deinen Beruf nicht brauchst.*
   Es liegt nahe, sich mit fachlichen Themen zu beschäftigen. Besonders wenn dir dein Beruf Freude macht, willst du wahrscheinlich immer tiefer einsteigen und möglichst viel darüber wissen. Geh trotzdem mal in die nächste Buchhandlung und lass den Blick schweifen. Frag Leute, die du respektierst und die anders sind, aussehen und denken als du, was sie lesen. Kauf dir ein spannendes Buch, das dich in neue Welten mitnimmt und inspiriert.

6. *Mach Ferien, ganz gleich wo und wie lange.*
   Für dein Wohlbefinden ist es entscheidend, dass du deine Arbeit ab und zu hinter dir lässt, auch wenn du sie noch so innig liebst. Eine Woche am Strand, ein paar Tage zu Hause oder ein Tag Wellness – Hauptsache, du nimmst dir regelmäßig Auszeiten. (Familienferien sind super, aber sie fallen nicht in diese Kategorie.)

7. *Mach ein Date mit Familie und Freunden.*
Verabrede dich mit einer Freundin zu einem Spaziergang in eine Richtung, die du normalerweise nicht einschlägst. Trommle die Familie zusammen und probiert zusammen ein neues Rezept aus. Fahre mit Verwandten oder Freunden in einen Park, den ihr noch nicht erforscht habt. Besuche mit ihnen einen Gruppentanzkurs, einen Lyrik-Abend oder eine Präsentation. Es ist eine fantastische Erfahrung, mit Menschen, die man liebt, Neues zu erleben!

8. *Nimm dir einen Nachmittag oder Tag zum hemmungslosen Chillen frei.*
Wir sind so irrsinnig produktiv, dass wir manchmal damit aufhören und etwas Unnützes tun sollten. Lass dich von deiner Intuition leiten, ob du einen halben Tag, einen Nachmittag oder einen ganzen Tag brauchst. Was du erreicht hast, geht nicht gleich verloren, wenn du mal den Stecker ziehst und Spaß hast. Schleiche dich in ein Kino, mach ein Nickerchen oder leg dich zur Tiefenentspannung in die Badewanne. Eine Ganzkörper-Erfrischung zwischendurch hat noch niemandem geschadet.

9. *Mach Sport mit Freunden und Familie.*
Mit lieben Menschen zusammen Sport machen ist lustig und motivierend und richtet deine Aufmerksamkeit auf das Tun selbst. Unternehmt einen flotten Spaziergang oder geht joggen, macht Seite an Seite Yoga-Übungen oder besucht eine Gruppenstunde. Wenn dein Work-out-Buddy zur Familie oder zum Freundeskreis gehört, profitieren eure Gesundheit und eure Beziehung davon.

10. *Ruf dir regelmäßig deine Lebensziele in Erinnerung.*
Stell dir ab und zu die Frage, warum du das eigentlich alles machst. Geht es dir gut damit oder ist es ein Mittel zum Zweck? Sei ehrlich zu dir selbst und bleib in Kontakt mit den Gründen für deine Arbeitswut. Ohne diese Selbstreflexion rennst du womöglich immer weiter im Hamsterrad herum und bist nie ganz zufrieden.

## Technologie-Detoxing:
## Das Display ist nicht die Welt

Weißt du noch, wie es war, als du nicht ständig ein Mobilgerät in der Hand hattest, das mit Google jede Frage beantwortet und dir im Sekundentakt Nachrichten und Updates schickt? Als es dir noch nicht in den Fingern juckte, alle naselang deine sozialen Netzwerke zu checken? Oder bist du so jung, dass du gerade verständnislos die Stirn runzelst? Bist du, wie ich, in den 1980ern und 1990ern aufgewachsen und weißt noch, wie tief man damals in ein Buch oder die eigene Fantasie abgetaucht ist, ohne dass die Technologie einen dabei störte? Als Jugendliche bin ich allen Ernstes zu Fuß zu meiner Freundin gegangen, wenn ich wissen wollte, was sie so trieb! Manchmal rief ich vorher an, manchmal nicht. Wenn ich eine Frage hatte, war da kein Google. Ich zog ein dickes Lexikon aus dem Bücherregal, schlug die entsprechende Seite auf und fand die Antwort im Text und auf Hochglanzfotos. Damals konnte sich noch keiner eine Welt vorstellen, in der man Freunde nicht mehr zu Hause besucht, sondern mit ihnen über Snapchat kommuniziert.

Die Welt hat sich verändert. Als ich mit 16 meinen Führerschein bekam, lebte ich in einer Kleinstadt namens Morris im ländlichen Illinois, und »mein Wagen« war ein Delta 88 Oldsmobile, das ich mir von meinen Eltern auslieh. Ich liebte die alte Karre. Sie hatte ein klappriges Kassettendeck, rote Plüschsitze und war geräumig genug für alle meine Freunde. Wenn ich zur Schule oder nachmittags zu meinen Jobs oder Tanzkursen fuhr, schärften mir meine Eltern ein, ich solle das tragbare Telefon mitnehmen. Richtig, man schrieb das Jahr 1997, und ein Mobiltelefon hatte ein riesiges schwarzes Gehäuse, das einem Bordköfferchen ähnelte. Das Autotelefon sollte ich nur in absoluten Notfällen benutzen, also etwa wenn ich im Graben landete und keiner zum Helfen da war. Ich habe das Telefon nie benutzt, weil ich wusste, wie viel Geld der Anruf meine Eltern kosten würde. Und zum Glück hatte ich auch nie einen Notfall. Gelegentlich muss ich daran denken, wie viel Sicherheit mir das nie benutzte Telefon gab. Mir war deutlich wohler, weil ich wusste, dass ich im Falle eines Falles Hilfe holen konnte.

Heute scheint die Technologie genau das Gegenteil zu bewirken. Sie macht uns unsicher und nervös. Sie erleichtert uns das Leben nicht, sie überlastet es. Die Optionen und Möglichkeiten sind grenzenlos, und das macht uns konfus, gestresst und süchtig nach den aktuellsten Nachrichten und Updates, weil wir den Dopamin-Kick brauchen, den uns die Likes verschaffen. Die Technologie hat unser Selbstverständnis und unsere Beziehung zur Welt radikal verändert, und es ist eine gewaltige Herausforderung, eine gesunde Beziehung zu unseren Geräten aufzubauen. Aber möglich ist es. Wir müssen uns nur zu Herzen nehmen, was wir immer schon wussten: Das Universum steckt nicht in unserem Gerät! Da draußen existiert eine große, weite Welt, also gehen wir raus, bewegen wir uns unter Menschen und in der Natur und haben wir Spaß!

### Mach dich nicht von deinen Geräten abhängig

Keine Frage, wir *können* unsere Gewohnheiten in puncto Technologie ändern, aber erst mal müssen wir das *wollen*. Wie willst du dich fühlen, nachdem du dich mit deinem Smartphone, deinem Computer und anderen digitalen Medien beschäftigt hast? Wozu sollen dir diese Geräte dienen? Richtig geraten: Am besten schreibst du deine Wünsche auf. Hier sind ein paar Beispiele:

- Ich möchte das Gefühl haben, dass die Technologie meine Kreativität unterstützt und nicht untergräbt.

- Ich möchte mich mit meinen Freunden verbunden und durch meine sozialen Kontakte inspiriert fühlen, ohne Neid zu empfinden oder von den vielen Inhalten überfordert zu werden.

- Ich möchte mich über die Vorgänge in der Welt gut informiert fühlen und nicht bedrängt oder besessen von der Flut der Nachrichten, Meinungen und Kommentare.

- Ich möchte Anregungen für meinen Beruf bekommen und mich weiterbilden und qualifizieren.

## DIGITALES DETOXING

Ist die Technologie für dich ein heißes Eisen? Begrenze deine Bildschirmzeiten so, dass du dich damit wohlfühlst. Der Durchschnittsamerikaner blickt 80-mal am Tag auf sein Smartphone. Das ist eine alarmierende Zahl. Das Leben *leben* ist etwas anderes, als es im Sekundentakt in die Welt zu posaunen. Ich habe ein paar Übungen für deinen digitalen Detox aufgelistet, die du in Woche 1 einführen kannst. Sie helfen dir, die Kontrolle zurückzugewinnen. Sie bringen dir Kreativität und Seelenfrieden. Sie holen dir dein echtes Leben zurück.

### Technologiefrei am Morgen

Eine gesunde Morgenroutine ist extrem wichtig für den gesamten Tagesablauf. Früher schlief ich mit meinem Smartphone neben dem Bett. Es lud sich über Nacht auf, und wenn ich aufwachte, griff ich sofort danach (oder mitten in der Nacht, wenn ich nicht schlafen konnte!). Das war alles andere als gesund! Heute schlafe ich *ohne* mein Telefon. Ich lade es in einem anderen Zimmer auf, und das rate ich dir auch. Wenn ich aufwache, mache ich noch vor dem Aufstehen meine Atemübung für einen klaren Geist vom Anfang dieses Kapitels. Daran schließen sich zehn Minuten Bewegungsübungen und Meditation an, und danach mache ich Frühstück für alle. Mike oder ich holen Daisy aus ihrem Bett und ziehen sie an. Wir haben keinen festen Fahrplan, sondern wechseln uns nach Bedarf ab. Wir frühstücken zusammen und sitzen noch ein bisschen am Tisch, bis Mike Daisy in den Kindergarten bringt und ich meinen Arbeitstag beginne. Und da erst greife ich zu meinem Smartphone!

Egal wie dein Tagesablauf aussieht: Als Erstes nach dem Handy greifen geht gar nicht. Mach dein Schlafzimmer zur Smartphone-freien Zone. Du kannst nicht nach etwas greifen, was nicht da ist. Mag sein, dass dir das echt schwerfällt. Mach dir keine Vorwürfe deshalb, versuch es einfach weiter. Stell dir eine kurze Morgenroutine zusammen, nur für dich allein. Und übrigens: Was in deinem Telefon ist, ist auch noch da, wenn du später draufschaust.

Viele legen ihr Telefon nachts neben das Bett, weil sie es als Wecker benutzen. Mal ehrlich, ist das eine gute Ausrede? Ein einfacher digitaler Wecker ist nicht unerschwinglich und befreit dich von dieser unnötigen Gewohnheit. Das Telefon kommt dir vielleicht praktischer vor, aber für dein Wohlbefinden ist es verheerend. Mach dein Schlafzimmer zu einem Ort der Ruhe, an dem du dich erholst, und deine Morgenroutine zu einer heiligen Handlung. Ein erholsamer Nachtschlaf und eine achtsame Morgenroutine geben den Ton für den ganzen Tag an.

## Soziale Medien, Nachrichten und TV-Konsum: Weniger ist mehr

Neuere Smartphones können deine wöchentliche und monatliche Nutzung verfolgen und dich nach einer Zeitspanne, die du festlegst, benachrichtigen. Viele Apps haben diese Funktion auch. Nutze sie für deine Zwecke. Du wirst überrascht sein, wie viel Zeit du mit deinem Handy verbringst. Ich habe meinen Instagram-Account auf 30 Minuten programmiert, das ist mein Limit pro Tag. Ich muss zugeben: Beim ersten Mal schrillte der Warnton erschreckend früh! Ich war schockiert, wie viel Zeit ich auf Instagram verbrachte. Ich nutze die App für die Kommunikation mit meiner Yoga-Community, aber ich finde, 30 Minuten sind genug. Als ich anfing, mich an den Zeitrahmen zu halten, merkte ich, dass ich meine halbe Stunde gar nicht so produktiv genutzt hatte, wie ich dachte. Ich hatte ziemlich viel Zeit mit gedankenlosem Scrollen verbracht.

Nachrichten sind wichtig. Aber durch das gnadenlose Tempo der »Breaking News«, die permanente Berichterstattung über kleine und große Ereignisse und unseren praktisch unbegrenzten Zugang zu Online-Nachrichten, Zeitungen und Fernsehen kann sich leicht ein obsessives Verhalten einschleifen. In deiner Detox-Periode solltest du dich auf eine klar definierte Zeit pro Tag beschränken, etwa eine Stunde, in der du Nachrichten online liest oder dir im Fernsehen ansiehst oder – oho! – sogar mal wieder eine Zeitung aus Papier in die Hand nimmst!

### Lass dein Smartphone zu Hause

Nicht unbedingt den ganzen Tag, und an Arbeitstagen ist es vielleicht nicht so praktisch. Fang klein an, vorläufig nur am Wochenende. Lass dein Smartphone zu Hause, wenn du spazieren, ins Restaurant oder zu einer Veranstaltung gehst. Der Zweck dieser Übung ist, dass du präsent bist und deine Gedanken zur Ruhe kommen. Ob du allein bist oder in Begleitung, spielt keine Rolle. Je häufiger du dich dazu durchringst, desto leichter wird es. Das klingt radikal, ich weiß. Aber versuche trotzdem, dein Telefon in dieser Detox-Periode ausschließlich als das Notrufgerät zu betrachten, das es im Grunde ist.

### Hör auf zu scrollen – lies ein Buch!

Gedankenloses Tippen und Surfen, während wir im Bus zur Arbeit pendeln, Aufzug fahren oder in der Supermarktschlange stehen, ist so normal geworden, dass es uns kaum noch auffällt. Viele Leute starren sogar im Gehen auf ihr Display, was ganz schön gefährlich ist. Hör auf damit! Es ist unnötig und raubt dir deine geistige Energie. Nimm lieber ein Buch mit und lies, während du im Bus sitzt oder warten musst. Atme im Aufzug ein paarmal bewusst ein und aus, gönne dir einen Moment der Stille oder sag Hallo zu der Person neben dir. Das ist ein toller Boost für dein Wohlbefinden und deine geistige Verfassung.

### Mit Kindern vor dem Bildschirm

Als Mutter einer Dreijährigen steht das Thema ganz oben auf meiner Liste. Wenn es um Kinder geht, sind wir alle sehr besorgt, dass die neuen Medien womöglich Schäden anrichten könnten. Das Problem ist, dass es auf diesem Gebiet nicht übermäßig viele Studien gibt, weil sich die Technologie andauernd weiterentwickelt und alles so neu ist. Eines ist jedoch sicher: Kinder beobachten, wie wir uns verhalten. Wenn du ständig an deinem Laptop sitzt oder auf dein Smartphone schaust, bringst du den Kindern bei, dass das

Gerät der Nabel der Welt ist. Deshalb solltest du zuerst deine Gewohnheiten korrigieren und dir selbst Grenzen setzen, bevor du anfängst, deinen Kindern zu erklären, was angemessen und richtig ist.

Als Grundregeln schlage ich vor:

*Gemeinsam schauen*

Es gibt tolle, lehrreiche Sendungen für Kinder, die Daisy sehen darf, aber für Mike und mich gilt die Regel, dass wir sie mit ihr gemeinsam anschauen. Es ist ein gewaltiger Unterschied, ob du deinem Kind ein iPhone oder Tablet gibst und mit ihm zusammen etwas anschaust oder ob du es vor dem Fernseher parkst, damit es beschäftigt ist. Wer gemeinsam Sendungen ansieht, kann hinterher darüber reden, die Lieder zusammen singen und natürlich dabei kuscheln. Smartphone und Tablet isolieren Menschen, deshalb drück deinem Kind möglichst nicht mal eben ein Gerät in die Hand, damit es etwas zu tun hat. Wir alle sehnen uns nach Aufmerksamkeit, und deine ungeteilte Aufmerksamkeit ist für dein Kind das schönste Geschenk. Wir müssen nicht unnötig rigoros sein, aber wir sollten schon bedenken, dass digitale Medien auf Kinder nicht weniger suchterzeugend wirken als auf Erwachsene.

*Attraktive Alternativen*

Stell eine Liste von »altmodischen« analogen Aktivitäten zusammen, die der ganzen Familie Spaß machen. Schreib sie auf und pinne die Liste an den Kühlschrank oder das Infobrett, damit sie an Wochenenden und Regentagen zur Hand ist. Unsere Lieblingsaktivitäten sind: Kekse backen, Smoothies machen, Luftballons fangen, Verstecken spielen, Luftpolsterfolie knallen lassen, Bilderbücher lesen. Wir nutzen jede Chance, nach draußen zu gehen, und unsere liebsten Outdoor-Aktivitäten sind: mit Malkreide den Boden bemalen, durch die Nachbarschaft spazieren, auf den Spielplatz oder in den Park gehen, Ball spielen im Hof. Passe die Liste an das Alter deiner Kinder und die Vorlieben deiner Familie an!

*Wie steht es mit deinen Gewohnheiten?*

Kinder spüren es, wenn du abgelenkt bist, selbst wenn du in der anderen Zimmerecke sitzt. Achte in ihrer Anwesenheit besonders gut auf dein »digitales Ich«. Natürlich musst du mal telefonieren oder eine E-Mail beantworten, aber versuche, möglichst selten gedankenlos zu scrollen. Und erkläre, warum du dich mit deinem Gerät beschäftigst. Sag zum Beispiel: »Ich arbeite jetzt eine Weile, aber sobald ich fertig bin, können wir spielen.« Mike und ich halten uns daran, so gut es geht, und wenn Daisy jetzt einen von uns am Smartphone sieht, versteht sie, was passiert, und sagt: »Dada arbeitet.« Dann kommt sie zum Spielen zu mir oder umgekehrt. Sie soll verstehen lernen, dass die Geräte bestimmten Zwecken dienen und nicht das Wichtigste im Leben sind.

## GESUNDE BEZIEHUNGEN

Der letzte Abschnitt deiner Woche für einen klaren Geist ist deinen lebenswichtigen Beziehungen zu den Menschen gewidmet, die du täglich siehst – deiner Familie, deinen Freunden und deinen Arbeitskollegen. Jede Beziehung in deinem Leben, egal ob zu deinem Liebsten oder einem Mitarbeiter, muss sich auf Kommunikation und Vertrauen gründen, wenn sie erfolgreich sein soll. Beziehungen beginnen bei dir und deiner inneren Arbeit, durch die du mit den Menschen deiner Umgebung in Kontakt kommst.

Beim Nachdenken über erfolgreiche Beziehungen fällt mir immer eine simple Tatsache ein: Unsere Beziehung zu anderen spiegelt die Beziehung zu uns selbst. Wenn unser inneres Ökosystem vor Unsicherheit und Stress rotiert, kommen wir nur schwer – oder eventuell gar nicht – mit anderen Menschen in Kontakt. Ob wir es merken oder nicht – wir sind alle Anführer. Wir führen mit der Energie, die wir in die Welt senden, und diese Energie ist ansteckend. Sie berührt alle, denen wir begegnen. Wenn wir unser bestes Selbst sind, kommen wir spontan ins Gespräch mit Fremden, sind locker und fröhlich. Interaktionen am Arbeitsplatz sind intensiv und hochmotiviert. Das Familienleben ist humorvoll und belebend. Wenn wir dagegen feststecken und »neben uns« stehen, wenn wir angespannt, nervös oder deprimiert sind, wird sich dies in unseren Beziehungen manifestieren. Dann sind unsere Interaktionen undurchsichtig und beschwerlich oder mit Anspannung und Sorgen aufgeladen.

### Umgang mit schwierigen Menschen

Die Veränderung beginnt in dir. Du bewegst dich möglicherweise im reaktiven Modus, machst die komplizierten Menschen deiner Umgebung für alles verantwortlich und nimmst ihre negative Energie auf. Aber weißt du was? Du kannst bestimmen, wie du dich zu den Menschen in deinem Leben verhältst. Es steht in deiner Macht. Du kannst den Energiefluss in deinen Beziehungen beeinflussen, indem du als Vorbereitung auf solche Begegnungen innere Arbeit leistest. Verbinde dich mit der Erde, strahle Zuversicht und positive Energie aus und entschließe dich, den Ton anzugeben. Sag dir, dass du auf die scheinbar toxischen Menschen in deinem Leben nicht nur – auch nicht negativ – reagieren wirst.

Ich weiß, wie anstrengend das sein kann, glaub mir. Ich kenne das. Selbst wenn du in einer gestörten Beziehung einen anderen Tonfall anschlägst, werden schwierige Menschen nicht schlagartig pflegeleicht. Doch du kannst selbst etwas ändern, und zwar die Art, wie du in die Begegnungen hineingehst und auf sie reagierst. Fang mit innerer Balance und Harmonie an. Eine tiefe Verbindung zu deinem Selbst wirkt sich unweigerlich auf die Begegnung mit anderen aus.

### Deine Beziehung zu dir selbst

Mit deinem inneren Selbst in Verbindung zu bleiben erfordert echte Entschlossenheit und Willenskraft. Du musst dir zwischen deinen Terminen regelmäßig Zeitfenster offen halten, in denen du in dich hineinhörst und überprüfst, was aus deinen Zielen geworden ist. Das fängt mit der Morgenroutine an, die dir ein gutes Gefühl gibt und die Atmosphäre für den restlichen Tag bestimmt. Weiter geht es mit kurzen Momenten, in denen du dir deines Atems und deiner Gedanken gewahr wirst. Dass du die Verbindung zu dir selbst aufrechterhältst, ist eine entscheidende Voraussetzung für gesunde Beziehungen. Selbstfürsorge ist nicht egoistisch. Wir sind auf sie angewiesen, damit wir in jeder Situation unser Bestes tun können.

Wenn du wie ein Überschallflugzeug durchs Leben saust, wirst du unweigerlich mit Menschen kollidieren und Chaos anrichten. Wenn du dir dagegen Zeit nimmst, über deine Beziehung zu dir selbst nachzudenken, profitieren auch andere davon. Eine Tagesroutine, in der Nachdenken und Zeit für dich selbst vorgesehen sind, macht jede Interaktion ungezwungener und gehaltvoller.

Wenn du das nächste Mal ein paar freie Minuten hast und es dir in den Fingern kribbelt, auf dem Smartphone Mails zu checken oder etwas zu posten, probiere mal etwas anderes aus. Man sieht kaum noch Leute, die im Café sitzen und denken, statt auf ihrem Handy zu tippen. Warum sollte ungestörte Zeit mit uns selbst nicht wieder normaler werden? Denk in Ruhe darüber nach, wie du dich in deinen Beziehungen fühlen möchtest, und setze eine Absicht. Suchst du mehr Kreativität, Offenheit, Unterstützung oder Tiefe? Eine Absicht setzen bedeutet, einen Weg zu dem freizuschaufeln, was du willst. Es erinnert dich daran, achtsamer und offener zu sein.

Hier sind meine Lieblingsübungen, durch die ich in Kontakt mit mir selbst trete und dadurch Raum für gute Beziehungen mit anderen schaffe.

### Zeit für mich allein

Verabrede dich zum Date mit dir selbst. Nimm dir einmal wöchentlich Zeit nur für dich und deine Gedanken. Geh in ein Café oder Restaurant und lass dein Smartphone zu Hause. Sei tapfer. Wenn du dich allein unbehaglich fühlst, denk daran, dass zu 99 Prozent der Zeit keiner darauf achtet, was du tust. Alle sind viel zu sehr mit sich selbst beschäftigt. Ist das nicht tröstlich? Achte bei deinem Solo-Date auf deinen Atem und auf dein Gesamtbefinden. Bist du in Versuchung, dich abzulenken und gedanklich abzuschweifen? Vermisst du dein Telefon? Nimm das alles wahr, während du tief ein- und ausatmest.

## Inspiriertes Gehen

Gehen ist eine tolle Art, dich mit dir selbst zu verbinden, dein kreatives Potenzial und verborgene Inspirationsquellen anzuzapfen. Besonders wenn du dich ausgelaugt oder blockiert fühlst, wirkt ein Spaziergang Wunder, weil er für Tapetenwechsel sorgt, deinen Kreislauf ankurbelt und frische Luft in deine Lunge befördert. Wie auf S. 43 erwähnt, gehe ich jeden Nachmittag (bzw. mindestens drei bis vier Mal pro Woche) spazieren. Und zwar nicht nur am Nachmittag, sondern immer dann, wenn ich eine neue Perspektive brauche. Gerne auch, bevor ich Yoga unterrichte oder eine Trainingssession abhalte, oder auch vor und nach wichtigen Besprechungen. Die Ideen fließen einfach besser, und ich bin offener für Feedback. Warte nicht, bis du mental gegen die Wand fährst. Inspiriertes Gehen, das den Kopf frei macht und dir Zeit zum Nachdenken schenkt, sollte ein Teil deiner Übungspraxis werden. Nimm dir vor, mindestens 30 Minuten pro Woche zu gehen.

## Schreiben und reflektieren

Wir wissen alle, dass Tagebuchschreiben kathartisch sein kann, aber auch unsere Beziehungen profitieren davon. Mein Vorschlag für eine Schreibaufgabe: Notiere in deinem Tagebuch, welche Beziehungen in Vergangenheit und Gegenwart du als negativ beziehungsweise als positiv ansiehst. Schreib auf, welche Art von Beziehungen du in Zukunft haben willst. Fokussiere dich auf das, was du steuern kannst – nämlich dich –, und nicht so sehr auf die Beziehungspartner. Wo hättest du dich in früheren Beziehungen anders verhalten können? Wie hättest du gesündere Grenzen setzen, besser dienen, präsenter und aufmerksamer sein können? Erkennst du Muster in deinem Leben, die dein Selbstgefühl und deine Beziehungen betreffen? Wenn du mit den Mustern nicht glücklich bist, was könntest du verändern? Nimm dir Zeit, deine Beziehungen zu Freunden, Angehörigen, Lebenspartnern, Mentoren und Arbeitskollegen zu betrachten und zu überlegen, wie sie künftig aussehen sollen.

# Meditationsübung
# »Lass dich bewegen!«

Wir können ohne Geben und Nehmen keine gesunden Beziehungen führen, und die Qualität, die ich »Beweglichkeit« nenne, ist für eine positive Beziehung ganz wesentlich. Sie bedeutet, dass wir unseren Freunden, Partnern und Angehörigen gegenüber offen sein und uns von ihren Gedanken, Gefühlen und Bedürfnissen bewegen lassen sollten. Wir wollen ja auch, dass sie uns gegenüber beweglich sind. Damit ist das Gegenteil von Starrheit und Inflexibilität gemeint. Die Bäume bewegen sich im Wind. Kannst du dir vorstellen, wie albern es aussähe, wenn sie dem Wind Widerstand leisten würden? Eine wunderbare Übung ist diese einfache Meditation:

1. Setz dich bequem hin. Entspanne deinen Körper und schließ die Augen.

2. Atme einmal tief ein und danach lange und tief aus. Setze die langen, tiefen Atemzüge fort und werde gewahr, wie dein Atem es deinem Körper erlaubt, sich zu weiten und zu entspannen.

3. Lass zu, dass sich dein Körper mit dem Atem langsam in alle Richtungen bewegt, die sich gut anfühlen. Wenn du eine Haltung findest, die bequem für dich ist, verharre ein paar tiefe Atemzüge lang darin. Achte darauf, ob sich durch den Atem etwas öffnet oder verändert. Bewege dich mit dem Atem noch etwas weiter. Der tiefe Atem wird dir zeigen, wo dein Körper mehr Aufmerksamkeit und Bewegung braucht. Lenke die tiefen Atemzüge an diese Stellen. Dein Körper kann die Anspannung loslassen und dir mitteilen, was dich gefühlsmäßig bewegt.

4. Kehre in deine Mitte und in die Stille zurück, sobald du bereit bist. Werde gewahr, wie sich dein Körper in dieser Stille weiterhin sanft mit dem Atem hebt und senkt. Es ist keine große, sichtbare Bewegung, aber du wirst eine Art wellenförmige Schwingung spüren.

5. Dies ist dein bewegliches Selbst. Nimm wahr, wie du dich fühlst.

**Aktives Zuhören**

Mit das Beste, was wir für die Verbesserung unserer Beziehungen tun können, ist aktives Zuhören. Allzu häufig warten wir nur darauf, selbst zu Wort zu kommen. Bei deinem nächsten Gespräch kannst du aktives Zuhören praktizieren. Warte nicht auf deine Chance, mit der Antwort herauszuplatzen, *hör wirklich zu*. Beobachte die Körpersprache deines Gegenübers und die Energie, die er oder sie ausstrahlt. Vergiss nicht, während des aktiven Zuhörens bewusst weiterzuatmen, besonders wenn die Diskussion hitzig wird oder dir nicht gefällt, was der andere sagt. Warte, bis dein Gegenüber fertig gesprochen hat, und nimm dir Zeit für deine Antwort. Praktiziere direktes, wohlüberlegtes Antworten.

Denk daran, dass wir alle gern Füllwörter wie »äh« und »also« verwenden, die die Kraft dessen, was wir kommunizieren wollen, untergraben. Lass dir beim Antworten Zeit. Sprich langsam und deutlich. Es ist okay, wenn du Pausen machst. Aktives Zuhören ist eine kraftvolle Übung, die deine Beziehungen, deine Kommunikationsfähigkeit und dein Selbstvertrauen immer mehr stärkt, je häufiger du sie anwendest.

**Pflege deine positiven Beziehungen**

Vergessen wir nicht, wie wichtig es ist, Raum und Zeit in die Stärkung von funktionierenden Beziehungen zu investieren und sie nicht als gegeben hinzunehmen. Je mehr du für die Pflege von Beziehungen zu deinem Partner, zu engen Freunden oder Familienangehörigen unternimmst, desto mehr Glück, Freude und Geborgenheit erfährst du. Es ist so leicht, unsere nächsten und liebsten Menschen für selbstverständlich zu halten. Sie sind schließlich immer da. Sie kommen, wenn du eine Schulter zum Ausweinen brauchst oder eine Begleitung zum Ausgehen. Nimm dir fest vor, dich diesen Menschen jenseits der Alltagsroutine bewusst zuzuwenden und Zeit für sie zu finden.

Super geeignet dafür ist gemeinsames Kochen, weil du damit der betreffenden Person zeigst, wie viel dir das Zusammensein mit ihr bedeutet. Der Hit sind Ausmal-Partys! Als ich noch auf der Tanzakademie war, lud ich häufig abends Freunde in meine Studentenbude ein. Wir chillten gemeinsam mit einem Stapel Malbücher und Buntstiften und einer Flasche Wein. Am Ende des Abends tauschten wir unsere fertigen Kunstwerke, und meine Wände füllten sich mit quietschbunten, schrägen Malereien, die mir die anstrengenden Tage versüßten.

# Wie sie es machen: Orientierung und Inspiration

In diesem Abschnitt möchte ich euch Menschen vorstellen, die die Übungen und Prinzipien, die ich in diesem Kapitel skizziert habe, in ihr Leben integriert haben. Ihr könnt euch bei eurem mentalen Neustart an ihrer Lebensweise orientieren.

### COURTNEY NICHOLS GOULD,
*Gründerin von Smarty Pants Vitamins, über Grenzen, Zeit für die Familie und Hafermilch-Latte*

Courtney Nichols Gould war Start-up-Managerin und COO von *Clear*, einem Unternehmen für vereinfachte Flughafen-Checks, bevor sie zusammen mit einem Bekannten – der heute ihr Ehemann ist – ihr Unternehmen *Smarty Pants Vitamins* gründete. Courtney und Gordon verliebten sich, während sie die Firma aufbauten, sie heirateten und leben jetzt mit Gordons beiden Kindern Kylan, 17, und Oliver, 15, in Venice Beach, Kalifornien.

Courtney gelingt das scheinbar Unmögliche. Sie bleibt privat und beruflich im Gleichgewicht, obwohl sie mit ihrem Mann eine Firma leitet und den

Alltag mit zwei Stiefkindern managt. Courtney ist unglaublich engagiert und übt ihren Beruf mit einer selten gewordenen Integrität aus. 2012 kam es weltweit zu einer Knappheit von Vitamin E, das sie für ihre Smarty Pants Vitamins dringend braucht. Die Firma musste innerhalb von 48 Stunden entscheiden, ob sie einen sechsmonatigen Lieferstopp riskierte oder in ihren Produkten synthetisches Vitamin E verwendete. Das synthetische Vitamin ist nicht gefährlich, aber es wird weniger gut absorbiert. Courtney fragte ihre Kunden per E-Mail, was ihnen lieber wäre. Sie vermittelte die Situation präzise und erhielt von ihren Kunden eindeutige Reaktionen. Die Kunden verstanden die Lage und baten *Smarty Pants*, ihre Produkte mit dem synthetischen Vitamin herzustellen, bis das natürliche wieder verfügbar wäre. Da Courtney transparent agierte, verwandelte sich eine potenzielle Krise erst in einen Vertrauensvorschuss und dann in ein Umsatzplus von 170 Prozent. Mit derselben Offenheit und Integrität bewältigt Courtney auch ihr Privatleben.

*Wie setzt du deinen Kindern Grenzen in puncto Mediennutzung?*

Wir haben für unsere Kinder ein paar feste Regeln: keine Handys, bis sie 13 sind, und die Bildschirmzeit endet 45 Minuten vor dem Schlafengehen. Am Tisch grundsätzlich keine Handys – das gilt auch für uns Eltern. Das ist meine Lieblingsregel. Ich mag es nicht, wenn in der Familie oder bei Freunden beim Essen die Handys auf dem Tisch liegen, und ich glaube, den Kindern gefällt die verordnete Pause auch. Abgesehen davon versuchen mein Mann und ich, den Kindern einen verantwortlichen Umgang mit ihren Geräten beizubringen. Denn auf lange Sicht wird ihnen ihr eigenes Urteilsvermögen am besten dienen.

*Welche Aktivitäten unternehmt ihr als Familie?*

Wir versuchen, immer gemeinsam zu Abend zu essen, wir halten uns viel in der Natur auf und erkunden neue Orte, zum Beispiel Museen. Und es ist auch okay, wenn wir mal nach einem langen, betriebsamen Tag zusammen abhängen und uns einen Film anschauen. So kann man auch mit älteren Kindern mal wieder kuscheln! Und die Kids und ich hören uns im Auto auf dem Weg zur Schule gemeinsam Podcasts an. Wenn sie darüber reden, bekommt man mit, was sie denken und was sie beschäftigt.

*Wie bleibst du mit deiner kreativen Seite in Kontakt?*

Am liebsten verbinde ich mich mit meiner Kreativität, indem ich still bin – etwa wenn ich bei Tagesanbruch die Hunde ausführe – oder mit einer Gruppe von Freunden beim Essen Ideen sprudeln lasse. Einige der besten Ideen kommen von klugen Leuten, die nicht vom Fach sind. Ich gehe aber auch gern auf Konferenzen und höre mir interessante Vorträge über alle möglichen Themen an.

*Wie sieht deine Morgenroutine aus?*

Ich meditiere 20 Minuten, am liebsten im Hängesessel im Zimmer meiner Tochter. Dann trinke ich heißes Wasser mit Zitrone und laufe mit den Hunden, bis ich ins Schwitzen komme. Ich trinke bei Cha Cha Matcha eine Hafermilch-Latte (himmlisch!) und gehe nach Hause. Dann mache ich, was am Tag so ansteht. Mit dieser Morgenroutine werde ich ruhig und geistig offen, Körper und Seele sind glücklich. Ich spüre den Unterschied, wenn ich meine Routine mal nicht einhalten kann.

## SHELAH BERGBOWER,
*Farmerin, über Kunst, Gemeinschaft und Lektionen vom Bauernhof*

Meine Cousine Shelah leitet eine Farm in Newton, Illinois, wo mehrere Mitglieder meiner entfernteren Verwandtschaft wohnen. Aufgebaut hat die Farm mein Urgroßvater mütterlicherseits. Die wichtigsten Scheunen stehen am Ende einer Schotterstraße hinter dem Haus unserer Großmutter. Als Kind hörte ich, dass meine Mom große Essensportionen für ihre vier Brüder kochte, die alle von klein auf mitarbeiteten. Alle halfen mit und arbeiteten hart. Auch Shelah lernte früh Traktor fahren und arbeitete neben ihrem Dad und ihren Brüdern Todd und Tony auf dem Feld. Tony zog nach dem College nach St. Louis, Todd und Shelah findet man auch heute noch meistens auf den Feldern oder in der Scheune bei den landwirtschaftlichen Geräten. Shelah ist verheiratet (nicht mit einem Farmer) und hat zwei Kinder, Alex, 15, und Ethan, 20.

Shelah und ich sind seit unserer Kindheit ein Herz und eine Seele. Wir blieben oft die ganze Nacht auf, tranken Tee und gaben vor, wichtig zu sein und zusammen an einem Kunstprojekt zu arbeiten. Mich zog es irgendwann in die Großstadt, Shelah liebt Pferde, offenes Gelände und den Rhythmus des ländlichen Lebens. Sie denkt sich für ihre Kinder ein fantasievolles Projekt nach dem anderen aus und engagiert sich als Freiwillige in ihrem Ort. Sie hat eine alte Farm renoviert, in der die Familie jetzt lebt, und eine fantastische moderne Scheune mit Pferdeställen und Garten gebaut. In vielerlei Hinsicht hätte unser Leben nicht unterschiedlicher verlaufen können, aber uns verbindet viel, weshalb ich mich gern mit ihr darüber austausche, wie wir beide unser Gleichgewicht finden.

*Wie schaffst du mitten im hektischen, stressigen Farmalltag eine ruhige Oase für dich und deine Familie?*

Das Wichtigste ist ein Plan. Ich versuche, alles so zu planen, dass die kleinen Dinge des Alltags geregelt sind, bevor der Tag anfängt. Wenn wir morgens Leere-Zahnpastatuben-Krisen vermeiden können, ist das schon ein Gewinn. Auch das Essen koche ich möglichst vor und friere es ein, damit wir am Ende eines langen Tages schnell etwas in den Ofen schieben können.

*Wie findest du im Alltag Inspirationen für kreatives Arbeiten?*

Ich war mein Leben lang Farmerin, und das bedeutet harte Arbeit. Da ist es notwendig, als Gegenpol das eigene kreative Potenzial zu entwickeln. Bei uns auf dem Land gibt es für Kinder nicht viele Angebote, sich kreativ auszudrücken, deshalb biete ich das ganze Jahr über Kunst-Workshops an. Wenn du je Inspiration suchst, rede mit Kindern! Sie sind so offen für neue Ideen und nicht von Konzepten eingeengt, die uns Erwachsenen im Weg stehen! Wie ich meinen Kindern im Kurs immer sage: Nur *du* kannst entscheiden, wann dein Bild fertig ist, und nur *du* kannst sagen, ob es gut ist. Was andere sagen, spielt keine Rolle. Wichtig ist, was dich glücklich macht.

*Wer oder was war deine Inspirationsquelle?*

Meine Oma! Sie hat immer zu mir gesagt: »Ich kann heute nicht sterben, ich habe für morgen noch so viel vor!« Als Kind dachte ich: »Was kann sie vorhaben? Omas tun doch nichts.« Im Rückblick weiß ich, wie viel sie gemacht hat – Kekse gebacken, die ich in die Schule mitnehmen konnte, oder Plüschtiere und Puppen als Geschenke genäht. Sie hat ihre Zeit für andere gegeben, das weiß ich jetzt. Einen höheren Lebenssinn kann man nicht finden, glaube ich.

*Hast du ein tägliches Ritual, das dir hilft, ausgeglichen zu bleiben?*

Verschiedene, je nach Jahreszeit. Im Sommer gibt es nichts Besseres, als den Tag mit einer Tasse Tee und meinem Hund auf der Veranda zu beginnen. Ich betrachte den Sonnenaufgang, die Hummeln, die vorbeibrummen, und die Pferde, die sich auf der Weide sonnen. Das gibt mir eine Art inneren Frieden. Winter bedeutet Handarbeiten: Häkeln, Backen, Malen. Das alles macht mich zufrieden und bringt mich in meine innere Mitte.

# 2

# DRÜCK AUF NEUSTART

## Spirituelles Detoxing

*Wenn wir in Gewahrsein ruhen,
transformieren wir den »Stoff« unseres Lebens.*
**- Ram Dass**

An einem bestimmten Punkt unseres Lebens sehnen sich viele von uns nach einem tieferen Lebenssinn. Wir stellen uns Fragen wie »Erfülle ich, wozu ich auf der Erde bin?« oder »Funktioniere ich nur noch?«. In solchen Fragen sehen wir, je nach Alter, vielleicht Anzeichen einer Midlife- oder Quarterlife-Crisis. Für mich deuten sie auf eine spirituelle Krise hin. Der Suche nach mehr Sinn und Orientierung in unserem hektischen Alltag kann Stress und Ängste auslösen. Aber ich glaube, dass wir alle mit einem tiefen Bedürfnis nach Sinnhaftigkeit geboren wurden. Mit der Zeit wird das Leben immer komplizierter, und wir verlieren den Sinn hin und wieder aus den Augen. Mal sind wir ihm näher, mal ferner, je nach den äußeren Umständen und den Erwartungen, die an uns gestellt werden. Doch wiederfinden können wir ihn immer.

Das Ziel von Woche 2 deiner Reise ist die Wiederverbindung mit deinem spirituellen Lebenssinn. Es mag auch sein, dass du ihn zum ersten Mal überhaupt findest. In unserem vollgestopften Alltag ist es nicht immer leicht, ihm nahe zu bleiben. Oft lassen wir unsere spirituellen Bedürfnisse außer Acht und betrachten sie als Luxus, den wir uns kaum leisten können. Häufig beginnt die Suche mit einem dramatischen Ereignis – einem »Weckruf« oder einem psychischen Absturz. Wir brauchen aber nicht auf ein dramatisches Ereignis zu warten, um auf den spirituellen Pfad zu gelangen.

Für diese Woche wünsche ich mir, dass du etwas erkennst: Deine täglichen Übungen sind ohne die spirituelle Dimension unvollständig. Ich möchte, dass du in allem, was du tagtäglich unternimmst, einen größeren Sinnzusammenhang siehst. Und am Ende will ich, dass dieser tiefere Sinn dich durch dein Leben führt, zieht und trägt – in guten wie in schlechten Zeiten. In diesem Kapitel kannst du auf einer ganz elementaren Ebene entdecken, was es bedeutet, du selbst zu sein. Einzigartig und wundervoll.

Wir alle sind spirituelle Wesen, auch wenn wir uns dessen nicht bewusst sind. Denk an eine Zeit in deiner Kindheit zurück, in der du ganz du selbst warst, entspannt und zufrieden, voller Fantasie und unbeeindruckt von der Meinung anderer. Vielleicht hat dich ein Hobby in seinen Bann gezogen. Oder es gab einen bestimmten Moment, in dem du dich hundertprozentig lebendig gefühlt hast. Etwa als du im Gras lagst und in den Himmel schautest … Ich kann mich an einen solchen Moment erinnern. Ich war ungefähr sieben. Ich saß hinter dem Haus unter Bäumen, und mich durchzuckte auf einmal das Wissen, wer ich war. Und dass ich mit dem riesigen Universum verbunden war. Ich hatte überhaupt kein Zeitgefühl mehr, meine fünf Sinne übernahmen die Regie. Die Geräusche wurden stärker, die Farben intensiver. Das Universum teilte mir mit, dass ich auf der Erde war, um anderen zu helfen. Ich sollte ihnen auf irgendeine Art dienen, und ich freute mich unbändig, dass mein Leben so verheißungsvoll war.

Ich weiß, das klingt ein bisschen abgedreht, vor allem bei einer Siebenjährigen. Aber tatsächlich sind wir alle fähig, solche Botschaften vom Universum zu erhalten, wenn wir uns nur öffnen und zuhören wollen. Ich glaube, dass das geschilderte Erlebnis die Quelle meiner Berufung zur Yoga-Lehrerin war, auch wenn ich zwischendurch vom Weg abkam und mich verirrte. Der Beschluss, mein Leben zu ändern, das Tempo zu drosseln und neue Prioritäten zu setzen, brachte mich auf den Pfad zurück, auf dem ich meinen Lebenssinn wiederfand.

Die Rückkehr auf den spirituellen Pfad kann für Erwachsene eine sehr starke und tröstliche Erfahrung sein. Ich verwende gern ein Bild dafür: Man zieht eine Schublade auf, entdeckt den alten, kuscheligen Lieblingspulli und zieht ihn an. Das Gefühl ist neu und interessant, aber auch vertraut. Allerdings machen wir daraus eine größere Hürde als nötig. Wir ignorieren unsere Seele, bis eine unangenehme oder schmerzhafte Erfahrung uns einen Schuss vor den Bug setzt und uns zu den wirklich wichtigen Lebensfragen zurücklenkt. Man kann so leicht mit Autopilot durchs Leben navigieren und alles ignorieren, was uns »nichts nützt«, bis sich uns etwas in den Weg stellt. Das kann ein Burn-out, eine Krankheit oder ein Verlust sein – egal was, es zwingt uns zum Handeln und zu Veränderungen. Manche brauchen mehrere solcher Weckrufe. Eine einzelne Erschütterung reicht nicht immer aus, weil der Funke der Veränderung bald wieder erlischt. Schnell bewegen wir uns wieder im alten Fahrwasser. Wir machen weiter wie bisher, weil es so bequemer ist, auch wenn es nicht wirklich funktioniert.

Mein Freund Stu war ein Beispiel dafür. Er wechselte zwischen einem ungesunden Lebensstil, der ihn schwächte, und spirituell wachen Phasen, in denen er sich seiner Lebensaufgabe sehr nahe fühlte. Stu war ein toller Kerl, großzügig, herzlich und kommunikativ. In seinen wachen Phasen strotzte er vor Energie, achtete auf eine gesunde Ernährung und verstand sich wunderbar mit seinen Mitmenschen. Ein Kerl wie ein Grizzly, mit mächtigen Schultern und Pranken, nahm er seine Gesundheit auf die leichte Schulter. Sein Gewicht schwankte bedenklich, je nachdem, ob er gestresst war und irgendetwas in sich hineinstopfte oder ob er ein Yoga-High hatte. Nachdem Stu jahrelang seinen Körper überfordert hatte, wurde bei ihm mit Anfang vierzig Krebs festgestellt.

Ich besuchte Stu während seines ersten Chemo-Zyklus im Krankenhaus und zu Hause. Ich kochte ihm sein Lieblingsessen, wir alberten herum und machten zusammen Yoga. Er gab Zeiten, in denen Stu sein Leben ändern wollte. Dann schwor er, dass er den Krebs mit allen Mitteln bekämpfen wollte: Stress reduzieren, mehr pflanzliche Nahrung und weniger Fertigprodukte zu sich nehmen und regelmäßiger Yoga praktizieren. Doch als ich Stu während seines zweiten Behandlungszyklus in der Klinik besuchte, war er gar nicht mehr motiviert und wirkte geistesabwesend. Als ich ihn fragte, was er für seine Gesundheit unternähme, reagierte er defensiv. Trotzdem freute er sich, mich zu sehen, und riss sogar Witze: Er könne es nicht erwarten, aus der Klinik rauszukommen, damit er endlich wieder zum Fast-Food-Imbiss könne. So war Stu. Er lag im Sterben, und wir wussten beide, dass es keine Zaubersuppe gab, die ihn retten konnte.

In Stus Fall wäre es unfair zu behaupten, dass ihm ein gesünderer Lebensstil den Krebs erspart und ihn am Leben erhalten hätte. Gesundheit ist von vielen Faktoren abhängig, einer Kombination aus Lebensweise und Genetik. Selbst wenn wir auf unsere Gesundheit achten, ist unser Körper anfällig für Krankheiten. Die große Lektion, die ich von Stu lernte, betraf weniger seinen Lifestyle als seine spirituelle Wachheit. In seinen gesunden Phasen war Stu quicklebendig, wach und spirituell verbunden. Gesunde Gewohnheiten gehören dazu, aber sie sind kein Zweck an sich. Wenn sich alles nur ums Gesundbleiben dreht, werden wir blind für die großen Zusammenhänge. Das eigentliche Ziel ist ein anderes: uns gesund erhalten, damit wir ein erfülltes Leben führen und Dinge tun können, die uns befriedigen und Freude machen. Stu erinnert uns daran, dass das Leben ein wunderbares Geschenk ist und wir nie wissen, wie lange wir es noch genießen können.

Ich frage mich oft, ob der Kreislauf aus destruktiven und spirituell wachen Phasen anstrengend für Stu war. Ich frage mich, wie viele Chancen wir haben, auf den Weg zurückzukehren, wenn wir von ihm abgekommen sind. Ich denke mit Liebe an Stu und die Fröhlichkeit, die unser Zusammensein prägte. Diese Erfahrung ruft mir in Erinnerung, dass ich den Kontakt zu meinem Ziel nicht verlieren darf oder, wenn ich merke, dass ich abschweife, zu ihm zurückkehren muss.

Sicher ertappst du dich auch oft bei dem Gedanken »Ich werde mich glücklicher fühlen, wenn ich mich besser um meine Gesundheit kümmere« oder wenn irgendwann dies oder jenes passiert. Damit tappst du in eine Falle. Du verlässt dich auf einen »Wenn-dann«-Lebensplan. Gesundheit und Wohlbefinden lassen sich aber nicht aufschieben. Wenn du dich wirklich verbunden und wohlfühlen willst, musst du *jetzt* mit den Veränderungen anfangen. Ein Freund von mir kannte den spirituellen Lehrer Ram Dass gut und sagte mir einmal, Ram Dass habe kurz vor seinem Tod »kein Benzin mehr im Tank« gehabt. Er hatte alles gegeben. Das sollten wir uns zum Vorbild nehmen, denke ich: Auf unser Ziel ausgerichtet sein, unser Leben lieben und genießen, solange wir hier sind, und kein Benzin im Tank lassen.

# Der spirituelle Flow

»Flow« bedeutet, dass ein Mensch ganz und gar in dem aufgeht, was er tut, und ein beglückendes Gefühl von völligem Einssein mit seinem Handeln, von absoluter Verbundenheit erlebt.

Der Psychologe Mihály Csíkszentmihályi hat den Begriff »Flow« 1975 geprägt, der zu einem der zentralen Begriffe der Positiven Psychologie wurde. Flow wird heutzutage auf viele verschiedene Bereiche angewendet, aber das Konzept selbst existiert seit Jahrtausenden unter anderen Namen im Hinduismus, Buddhismus, Taoismus und Sufismus und wird in diesen Traditionen durch Meditation, Gebet, Heilkunst und Kampfkunst ausgedrückt.

Ein praktischer Nutzen des Flow-Zustands, den man durch Meditation erreichen kann, ist der »Relaxation Response«. Die Methode wurde von dem US-amerikanischen Arzt Dr. Herbert Benson entwickelt und in einem Buch desselben Titels vorgestellt. Benson definiert den »Relaxation Response« als die Fähigkeit des Menschen, den Körper zur Ausschüttung chemischer Stoffe und Aussendung von Gehirnsignalen zu veranlassen, die seine Muskeln und Organe entspannen und den Blutzufluss ins Gehirn verstärken. In den 1960er- und 1970er-Jahren konnte Benson durch Studien zeigen, dass Meditation die Gesundheit fördert, vor allem bei Menschen mit Bluthochdruck. Das subjektive Wohlbefinden steigt, Blutdruck und Ruhepuls sinken.

Dieser Effekt steht im Gegensatz zum Kampf-oder-Flucht-Modus und gibt dem Körper die Chance, sich zu heilen und zu erholen. Je länger wir in einem Zustand der Tiefenentspannung und des Flow verharren, desto gesünder und spirituell offener sind wir. Unsere Kultur bevorzugt die schnelle Reparatur. Entspannung und Entschleunigung, unter anderem durch Körperübungen mit einer spirituellen Komponente wie Yoga und Meditation, sind weniger angesehen. Die meisten von uns können nicht mal eben in einen Ashram jetten, aber wir können uns in Erinnerung rufen, dass wir von spirituellen Praktiken profitieren, wenn wir uns Zeit nehmen und auf unser Inneres einstimmen.

Unser innerer Flow wartet nur darauf, durch Übungen aktiviert zu werden. Wir kennen ihn alle. Und wir können immer darauf zurückgreifen, so wie auf unser Muskelgedächtnis. Ich habe eine Zeit lang Deepak Chopra und seine Frau Rita bei ihrer morgendlichen Yoga-Praxis zu Hause angeleitet und liebe Deepaks Beschreibung des Flow, der durch Yoga aktiviert wird. Nach einer der Sessions meinte er, wir seien während der Übungen »nicht ortsgebunden« gewesen, was bedeutete, dass wir alle beim Yoga eine große Präsenz erlebten und gleichzeitig in einem weiteren Sinne gegenwärtig waren. Im Flow bist du anwesend, aber du hast zugleich das Gefühl, praktisch überall zu sein.

Bei meinen Trainings für angehende Strala-Yoga-Lehrer mache ich gern ein kleines Experiment: Ich leite kurze Übungsfolgen an und bin dabei absichtlich nicht ganz »da«. Ich nenne die Stellungen und sage die richtigen Worte, aber die Präsenz, die Verbindung nach innen fehlt. Nach der Übung sitzen wir im Kreis, und ich bitte die Kursteilnehmer um ihr Feedback. Dass sich die Übungen irgendwie komisch anfühlen, merkt man, bevor einer den Mund aufmacht. Die Schüler berichten übereinstimmend, dass sie es kaum erwarten konnten, dass die Sequenz zu Ende war. Sie hatten wenig Selbstvertrauen und Probleme mit dem Gleichgewicht. Sie waren verkrampft und unsicher und nicht im Einklang mit sich selbst. Dann wiederhole ich die Übungsfolge. Vorher harmonisiere ich Atem und Körper, bringe mich dadurch in den gegenwärtigen Augenblick und bin zentriert. Zwischen mir und den Kursteilnehmern entsteht ein Flow. Ich bin zwar die Leiterin, aber es ist, als würden wir im Gleichtakt atmen. Ein anmutiger Tanz bahnt sich an, etwas ganz anderes als Anweisungen einer Autoritätsperson an eine machtlose Gruppe, die blindlings folgt, ohne auf den inneren Führer zu hören. Wenn wir dann anschließend darüber reden, kommt ein ganz anderes Feedback. Die Schüler berichten, sie seien im Flow gewesen, körperlich viel leistungsfähiger und am Ende noch lange nicht ausgepowert.

Ich mache dieses Experiment, weil ich demonstrieren will, dass der Flow zum Greifen nahe ist. Durch mangelnde Präsenz jedoch lässt man ihn sich unter Umständen entgehen. Die Yoga-Magie liegt nicht in den Übungen, sondern in der Verbindung nach innen. Wenn du Yoga-Übungen anleitest oder ein Gespräch führst, bestimmt deine Verbindung nach innen, wie es laufen wird. Sie lässt den Flow zu und schafft Raum für positive Entwicklungen. Fehlt sie, verhindert sie den Flow und schränkt deine Möglichkeiten ein.

## SPIRITUELLE ZIELE SETZEN

Denk beim Setzen von Zielen diese Woche daran, dass du ein spirituelles Wesen *bist*, selbst wenn du deine spirituelle Seite vorübergehend aus den Augen verloren hast. Sie wiederfinden heißt nicht, dass du deine Wohnung mit Kristallen dekorieren oder angestrengt meditieren musst, um zu verschleiern, dass du die meiste Zeit wie angestochen herumrennst. Wahre Spiritualität heißt: sich erinnern, wer du in deinem tiefsten Inneren bist. Wie du dich und deine Umgebung an einem beliebigen Tag behandelst. Das Verhalten im Alltag ist die wahre spirituelle Praxis. Und was wir täglich praktizieren, wirkt sich immer stärker aus und bringt uns unserer spirituellen Natur näher oder entfernt uns von ihr.

Denk bei allem Streben nach spirituellen Zielen daran, dass es nicht darum geht, mit einer Mala-Kette um den Hals herumzuspazieren und die Leute glückselig anzustrahlen. Entscheidend ist die konstante starke Verbindung zu deinem Ziel. Sei hellwach und dankbar für das Leben und verwende Zeit und Energie darauf, das eigene Potenzial so gut wie möglich zu nutzen. Deine Spiritualität sollte sich anfühlen und aussehen wie du. Die Veränderung passiert innen. Das Licht strahlt aus dir heraus.

Wie der mentale Detox im vorigen Kapitel nimmt auch der spirituelle Detox eine Woche in Anspruch.

Während der Woche deiner spirituellen Entgiftung konzentrierst du dich auf die folgenden Themen:

- *Meditation:* zur Entfernung spiritueller Blockaden, zum Aufbau einer täglichen Meditationspraxis und damit die Basis stimmt.

- *Langsamkeit:* Wir fokussieren uns auf eine bewusstere und achtsamere Lebensgestaltung, die im Einklang mit der Natur steht, und reflektieren regelmäßig unser Handeln.

- *Mit der Absicht leben:* Wir schaffen Raum für Achtsamkeit und Bewegung bei ganz alltäglichen Verrichtungen und befreien uns von negativen Gedankenmustern.

# Schreib's auf: Spirituelle Ziele setzen

Welches sind deine spirituellen Ziele? Hier ein paar Fragen, mit denen du dich deiner spirituellen Seite wieder annähern kannst. Hol dir dein Tagebuch und notiere die Antworten:

- Wie willst du dich fühlen, wenn du morgens aufwachst? Welche Veränderungen willst du in Gang bringen, damit du dich so fühlst?
- Wie würdest du deine Interaktionen an einem durchschnittlichen Tag beschreiben? Empfindest du Distanz zu anderen Menschen, bist du leicht gereizt oder geben sie dir Energie? Was könntest du verändern, damit deine Beziehungen befriedigender werden?
- Hast du an normalen Tagen genug Zeit, alles wunschgemäß zu erledigen, oder bist du abgehetzt und angespannt? Was könntest du verändern, damit du deine alltäglichen Aufgaben zu deiner Zufriedenheit erledigen kannst?
- Siehst du in deiner täglichen Routine einen Sinn? Wenn nicht, was könntest du verändern, um diesen Sinn (wieder) zu finden?
- Bist du in deinem normalen Alltag voller Energie und im Flow? Wenn nicht, was könntest du an deinen Abläufen verändern, um mehr im Flow zu sein?

Schau dir nun deine Antworten an. Sie sind deine spirituellen Ziele, und die Übungen in diesem Kapitel und im Buch insgesamt sollen dich ihnen näher bringen.

# Meditation

Der Nutzen von Meditation ist gut dokumentiert. Wir wissen alle, dass tägliches Meditieren Stress reduzieren, Kreativität und Produktivität speisen und unsere Stimmung heben kann. Ja, wir wissen das alles, aber wie viele von uns halten sich konsequent daran und meditieren täglich? Wenn Meditation ein Energydrink oder eine Vitaminpille wäre, würden wir alle sie kaufen und schlucken, ohne auf den Preis zu achten. Wir sind so an unser Leben im Schnelldurchgang gewöhnt, dass uns zehn Minuten ruhig auf dem Hintern sitzen wie eine kleine Ewigkeit vorkommt. Einer der Vorteile des Meditierens ist, dass es leichter fällt, je regelmäßiger wir praktizieren. Man wird süchtig nach dem tollen Gefühl, das die Praxis bewirkt, und will immer mehr davon. Schwierig ist nur der Anfang – und dass du so lange dabeibleibst, bis die Sucht einsetzt! Es kann helfen, einen bestimmten Grund fürs Meditieren zu haben, etwa weil du beim Streit mit deinem Partner nicht mehr so schnell ausrasten willst. Ein spezifischer Grund motiviert dich stärker, als lediglich zu wissen, dass du meditieren *solltest*.

Halte dich nicht bei Äußerlichkeiten auf, wenn du mit dem Meditieren anfängst. Grüble nicht darüber nach, ob du zur richtigen Tageszeit meditierst oder die richtigen Klamotten trägst. Du brauchst nichts weiter als ein ruhiges Plätzchen, an dem du bequem und ungestört mindestens zehn Minuten pro Tag sitzen kannst. Wäre es besser, länger als zehn Minuten zu meditieren? Mag sein, aber in diesem Punkt sind sich die verschiedenen Schulen auch nicht einig. Im Grunde ist die Regelmäßigkeit der Meditationspraxis sicher wichtiger als die Dauer. Ich meditiere am liebsten gleich morgens, bevor die anderen im Haus aufwachen, damit ich keine Unterbrechungen riskiere. Und wenn ich Glück habe, kann ich am Nachmittag noch mal ein paar zusätzliche Minuten herausschinden – und wenn ich mich dazu im Bad einschließen muss!

Nicht vergessen: Richtig cool ist, dass du bei deiner Meditationspraxis deinen Körper großartig in Form bringen kannst, ohne Diät zu halten oder ins Fitnessstudio zu hetzen. Meditieren aktiviert den Vagusnerv, der Stress reduziert und die Selbstheilung erleichtert. Der Vagusnerv bewirkt offenbar positive Entwicklungen bei Menschen mit Migräne, Darmentzündungen, Depression, Arthritis und vielen anderen verbreiteten Beschwerden. Der Vagus (von lateinisch *vagari,* »umherschweifen«) steht mit dem Stresshormon Cortisol und dem Verdauungshormon Ghrelin in Verbindung, beeinflusst die Menge der Entzündungen, die das Immunsystem produziert, und viele andere inneren Prozesse, die für unsere Gesundheit von Bedeutung sind.

Die üblichen harten Work-outs, bei denen man laut stöhnt und das Gesicht verzerrt, sind kaum zu bewältigen, ohne dass man eine Stressreaktion provoziert (das Gegenteil einer Aktivierung des Vagusnervs und der Tiefenentspannung). Wenn sich dein Körper im Alarmzustand befindet, ist auch seine Energieverwertung betroffen. Dein Körper kann bei Stress unmöglich ordentlich verdauen und auch eine gesunde Ernährung gestaltet sich schwieriger. Deshalb solltest du diese fiesen Work-outs lieber sein lassen, denn sie verlängern nur den destruktiven Kreislauf der Kalorienzählerei und entfernen dich nur noch mehr von deinem Ziel: dich mit dir selbst wohlzufühlen.

Meditation ist ein Work-out für dein Gehirn. Es aktiviert ein Areal deiner Großhirnrinde, *Insula* genannt. Die Insula ist bei verschiedenen Funktionen beteiligt, die mit Gefühlen und Selbstregulierung zu tun haben, darunter Liebe, Verlangen und Sucht. Meditation ist bei Suchtpatienten auf Entzug populär geworden, weil sie ihnen bei der Impulskontrolle hilft. Die Insula spielt auch eine Rolle für die Selbsterkenntnis. Je stärker du die Insula durch Meditation stimulierst, desto effektiver stärkst du diesen Bereich deines Gehirns. Wenn wir meditieren, beginnt das Hirnareal buchstäblich zu leuchten und wird ähnlich aktiviert wie unsere Bauchmuskeln bei der Brettpose. Die Wissenschaft weiß noch zu wenig über die Funktionsweise des Vagusnervs, aber was man bisher über die neurologischen Vorteile der Meditation herausgefunden hat, lässt sich nicht ignorieren.

Ein letzter kleiner Vergleich, bevor wir loslegen. Deine häusliche Morgenroutine besteht derzeit vermutlich aus Duschen, Zähneputzen, Anziehen und Frühstücken. Von jetzt an sollte auch Meditation dazugehören. Sie ist nicht etwas, das du irgendwo reinquetschst, wenn es gerade mal zeitlich passt. Ohne Dusche und mit ungeputzten Zähnen in den Tag zu starten, würde sich komisch anfühlen, oder? Das sollte von nun an auch für die

Meditation gelten. Sie gehört jetzt einfach dazu. Für mich ist die Morgenmeditation inzwischen genauso wichtig wie die tägliche Dusche. Natürlich komme ich auch ungeduscht durch den Tag, aber wohlfühlen würde ich mich nicht. Fürs Meditieren gilt dasselbe: Überleben kannst du ohne sie, aber was ist das für ein Leben?

## MORGENMEDITATION: FINDE DEINEN RHYTHMUS UND BLEIB AM BALL

Der Morgen ist eine Superzeit fürs Meditieren, weil er dein Befinden für den ganzen Tag prägt. Möglicherweise hat sie nicht die Kraft, etwas an dem zu ändern, was am Tag so auf dich zukommen wird (»möglicherweise« ist hier das Schlüsselwort), aber sie verändert ganz sicher deine Reaktion auf die äußeren Umstände und hilft dir, auf die bestmögliche, angemessenste Art zu reagieren. Peilen wir also den Morgen an, und dann können wir später immer noch darüber reden, wie wir mittags, nachmittags oder vor dem Schlafengehen noch einmal magische Momente heraufbeschwören.

Meditieren kannst du im Grunde überall. Ich hatte eine Phase, in der ich nach dem Aufwachen im Bett meditiert habe. Ich setzte mich auf, wenn der Wecker klingelte, und meditierte zehn Minuten an Ort und Stelle. Problematisch kann sein, dass du unter Umständen darüber nachdenkst, was du am Tag alles vorhast, und dein Geist alles andere als ruhig und klar ist. Still sitzend und atmend über den kommenden Tag nachdenken ist sicher auch sinnvoll, aber wenn es sich für dich natürlicher anfühlt, erst zu duschen und dich anzuziehen, dann meditiere einfach anschließend.

Oder du legst gleich eine Yoga-Matte vor dein Bett auf den Fußboden. Das ist derzeit mein Lieblingsplätzchen. Es spricht aber auch nichts dagegen, morgens an verschiedenen Orten zu meditieren. Möchtest du einen Altar aufbauen, auf den du Gegenstände legst, mit denen du dich auf die Meditation einstimmst? Kein Problem, nur absolut unnötig. Für mich ist Einfachheit der Schlüssel zum Erfolg. Die Antworten und die Magie sind in dir.

Eins noch: Das *Wie* ist beim Meditieren der simple Teil. Du musst dich einfach nur hinsetzen. Die Herausforderung ist das Zeug, das in dir auftaucht, während du dasitzt. Es wird Zeiten geben, in denen du deine Gedanken einfach nicht in den Griff bekommst und am liebsten aufstehen, zum Telefon greifen, frühstücken oder an die Arbeit gehen würdest. Du wirst hin und wieder frustriert sein, weil du glaubst, dass du nicht richtig meditierst und es nicht funktioniert. Aber es wird auch gute Momente geben, in denen alles fließt. Mehr als das, es wird sich gigantisch gut anfühlen. Was immer du beim Meditieren erleben wirst, eins kann ich dir versichern: Du bist nicht allein! Eine Meditationssitzung ist weder gut noch schlecht. Egal, ob die Dinge, die beim Meditieren auftauchen, unglaublich frustrierend oder wahnsinnig schön sind – immer, wenn du dich hinsetzt und meditierst, tust du deinem Körper und deinem Geist etwas richtig Gutes.

## BLEIB IN BEWEGUNG

Beim Meditieren machen wir häufig einen Fehler: Wir versuchen, stocksteif wie eine Statue dazusitzen. Statt dich zu verkrampfen, nur weil du meinst, dass Meditation irgendwie heilig aussehen soll, kannst du es dir aber genauso gut bequem machen. Das ist sehr wichtig. Bequem sitzen heißt nicht, im Schneidersitz die Knie auf den Boden zu drücken. Mit gekreuzten Beinen auf dem Boden sitzen ist für viele von uns sehr unbequem, für andere fühlt sich die Haltung total natürlich an. Wenn du lieber auf dem Sofa sitzt, nur zu. Lehnst du gern mit dem Rücken an einer Wand, nur zu. Möchtest du deine Hüften schonen und kniest lieber auf den Fersen, nur keine Scheu.

Du bist ein einzigartiges Individuum mit einem Körper, der Respekt verdient und dir als Arbeitsgrundlage dient. Den eigenen Körper zu bekämpfen ist nie eine gute Idee. Du kannst nur verlieren. Wenn wir das Meditieren bierernst nehmen, zwingen wir uns dabei in Positionen oder Posen, die uns nichts nützen. Meditation ist ein Prozess. Die Magie bist du selbst. Wenn sich dein Körper wohlfühlt, geschieht der Rest wie von selbst.

## MANTRA, JA ODER NEIN?

Mantra ist ein Wort aus dem Sanskrit. *Man* bedeutet Geist und *tra* Instrument. Ein Mantra besteht aus einem Wort oder einem Vers, der während der Meditation fortlaufend wiederholt wird. Er soll Heilkräfte haben und den Meditierenden helfen, höhere Bewusstseinszustände zu erreichen. Ein Mantra beschäftigt außerdem die Gedanken und gibt ihnen einen Fokus. Im Hinduismus und Buddhismus werden Mantren wie das bekannte »Om« zur geistigen Klärung verwendet. Bei der Transzendentalen Meditation erhält jeder Praktizierende ein eigenes Mantra, auf das er sich konzentrieren kann. Du kannst dir ein Mantra aussuchen und es dir im Wesentlichen selbst beibringen. Du kannst aber auch ohne Mantra meditieren und dich, so wie ich, an den Atem halten.

## MEDITATION IM VERLAUF DES TAGES

Du beherrschst jetzt die 10- bis 20-minütige Meditation am Morgen. Wunderbar! Dein nächster Schritt ist eine zusätzliche 5-Minuten-Meditation später am Tag. Es ist eine tolle Art, von den guten Schwingungen beständig zu profitieren. Aus meiner Sicht bietet sich die beste Zeit für eine zweite Meditation nach dem Mittagessen, ungefähr um 14 oder 15 Uhr. Schau einfach, wie du es dir einrichten kannst. Wenn du nachmittags keine Zeit hast oder du nur vor dem Schlafengehen dazu kommst, ist das auch nicht schlecht. Die beste Zeit ist die, die für dich passt, denn, seien wir mal ehrlich, wenn sie nicht passt, wirst du nicht meditieren! Für Leute mit Schlafproblemen kann eine Meditation vor dem Zubettgehen genau das Richtige sein, weil sie ihnen hilft, runterzukommen und die Anspannung des Tages loszuwerden.

# Drei leichte Meditationen

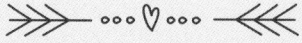

Hier ist dein Starter-Kit mit drei leichten Meditationen. Den Alltag mit heilsamen Elementen anreichern ist aus meiner Sicht ein bisschen wie das Erlernen einer neuen Sprache. Bevor du die neue Sprache lesen und schreiben kannst, musst du ihre Bausteine Wortschatz und Grammatik meistern. Diese einfachen Anfänger-Meditationen sind deine Bausteine. Sobald du sie gemeistert hast, kannst du eigene Sätze hinschreiben und schwups, bist du eine Dichterin.

## ATEM-KÖRPER-VERBINDUNG

Das ist die Meditation, die ich am liebsten und häufigsten praktiziere. Sie ist wunderbar einfach und wirksam. Sie gestattet dir, dass du es dir bequem machst, beweglich bleibst und auf den Atem achtest, der deinen Körper beim Einatmen hebt und trägt und beim Ausatmen entspannt und senkt. In unserem übervollen Alltag vergessen wir oft, wie wichtig es ist, durchlässig zu werden und uns die Kraft des Atems zu erschließen. Sind wir starr und angespannt, kann sich die magische Wirkung des Atems nicht entfalten.

Stell dir zu Beginn der Übung vor, dass du eine Blume bist, die sich am Morgen mit dem Licht der Sonne entfaltet und sich mit dem abnehmenden Licht des Abends nach innen kehrt. Oder sieh dich als eine Welle, die beim Einatmen Energie und Schwung holt und beim Ausatmen weich auf den Strand rollt.

1. Setz dich bequem hin. Schließ die Augen. Nimm dir Zeit, bis du eine gute Position gefunden hast, und lass alle noch verbleibende Anspannung im Körper los. Atme tief ein und aus und schaukle langsam seitlich hin und her. Schließe Hals und Nacken in die Bewegung mit ein.

2. Lass den Körper durchlässig werden. Atme tief ein, dehne dich zur Decke und zur Seite wie ein Regenbogen und lass zu, dass du auf der Spitze der Einatmung kurz verweilst. Atme anschließend tief aus, entspanne dich

in alle Richtungen, bis der Atem vollständig aus dir ausgeströmt ist. Bleib eine Weile so.

3. Nimm weitere zehn tiefe Atemzüge, bei denen du in Gedanken wächst und weich wirst. Versuche, den Geist zu klären und dich allein auf den Atem zu fokussieren. Deine Gedanken werden schweifen und wenn das passiert, richte die Aufmerksamkeit einfach wieder auf den Atem.

4. Wenn du bereit bist, die Übung zu beenden, erlaube deinem Körper, wieder leicht in alle Richtungen zu schaukeln, die sich gut anfühlen. Warte, bis dein Körper bereit ist, in die Ruheposition zurückzukehren. Öffne nun die Augen und geh achtsam durch den Rest des Tages.

## WER BIN ICH?

Ich habe die folgende einfache, aber tiefgründige Meditation von meiner Freundin Mallika Chopra, der Tochter von Deepak Chopra, übernommen, die sie als Kind von ihrem Vater gelernt hat. Du stellst dir drei schlichte Fragen: Wer bin ich? Was will ich? Wie kann ich dienen? Mallika hat mir erzählt, wie sie als Kind damit umgegangen ist. Ihr Vater, erzählte sie, stellte ihr und ihrem Bruder Gotham die drei Fragen, und sie beide antworteten begeistert: »Karten für das nächste Basketball-Spiel« oder »Ein neues Fahrrad«! Erst mit den Jahren drangen sie in tiefere Schichten vor. Glück. Gesundheit. Liebe.

Ich praktiziere die Meditation entweder allein oder nach ein paar Bewegungsfolgen am Morgen, als eine Art Cool-down, bei dem ich meine Absicht für den Tag setze. Wiederhole die Übung jeden Tag der Woche und notiere, wie sich die Antworten auf die Fragen verändern.

1. Setz dich bequem hin. Schließ die Augen. Lass dir Zeit anzukommen. Nimm allmählich tiefere Atemzüge und gestatte deinem Atem, dich in Schwingungen zu versetzen. Bewege dich auf jede beliebige Art, die dir angenehm ist.

2. Wenn du bereit bist, komm in einer ruhigen und neutralen Position zur Ruhe. Verharre einen Moment. Nimm wahr, wie die tiefen Atemzüge durch dich hindurchströmen. Sobald du merkst, dass deine Aufmerksamkeit nachlässt, lenke sie auf den Atem zurück.

3. Frage dich: »Wer bin ich?« Bemühe dich nicht krampfhaft, eine Antwort zu finden. Frag einfach nur und beobachte, was auftaucht.

4. Frage dich: »Was will ich?« Auch hier brauchst du dich nicht um eine Antwort zu bemühen. Nimm wahr, was sich zeigt.

5. Frage dich: »Wie kann ich dienen?« Lass die Frage durch dich hindurchfließen und nimm wahr, wie du dich dabei fühlst.

6. Du kannst die drei Fragen ruhig ein- oder zweimal wiederholen, wenn du magst. Nimm dir Zeit und öffne die Augen erst, sobald du bereit bist.

## SCHREIB'S AUF UND MEDITIERE WEITER

Beim Meditieren werden wir durch Gedanken und innere Bilder abgelenkt. Das ist ganz normal. Mir passiert es oft, dass mir beim Sitzen eine richtig coole Idee einfällt, die ich um nichts in der Welt vergessen will. Dann klammere ich mich für den Rest der Meditation daran fest und verpasse all das Gute, was noch passieren könnte. Manche Traditionen raten, sich konsequent auf den Atem zu konzentrieren, sobald sich unerwünschte Gedanken einschleichen. Ich schaffe anders Abhilfe: Ich lege mir beim Meditieren ein Notizbuch zurecht und schreibe Ideen, die hartnäckig zwischendurch anklopfen, kurzerhand auf.

Die Meditation an sich unterscheidet sich nicht von denen, die ich oben beschrieben habe, nur unterbrichst du sie kurz, wenn sich ein Gedanke einstellt, der einfach nicht wieder verschwinden will. Anschließend kehrst du gleich wieder zu deiner Meditation zurück. Dieser kleine Trick gibt dir hoffentlich die Freiheit, verbundener und entspannter zu bleiben.

# Langsamkeit

Unsere Kultur will uns glauben machen, dass Langsamkeit erst im höheren Alter akzeptabel ist. Wir alle haben schon bei Familienfeiern oder anderen Anlässen von älteren Leuten Sätze gehört wie: »Ich gehe die Dinge jetzt langsamer an, so komme ich besser zurecht.« Ab einem bestimmten Alter ist das auch erlaubt. Vorher wird erwartet, dass wir durchs Leben hetzen wie die Irren, hart arbeiten und Erholung zurückstellen, stimmt's? Beschließen wir jedoch in unseren produktivsten und besten Jahren, einen Gang zurückzuschalten, ruft das Stirnrunzeln hervor. Uns plagen massive Ängste, etwas Wichtiges zu verpassen. Erst Wohlbefinden, dann Leistung? Das klingt heutzutage schwer nach Faulheit. Dabei könnte dieser Akt radikaler Selbstfürsorge genau die magische Zutat sein, die zu fruchtbaren Ergebnissen und gesteigerter Kreativität führt.

Viele von uns packen die Woche bis zum Bersten mit Terminen voll, weil wir glauben, dass wir ja am Wochenende langsamer treten und unsere Batterien aufladen können. Doch wer die ganze Woche über in der Tretmühle steckt, klappt am Wochenende einfach nur zusammen. In Jogginghosen auf der Couch liegen, sich mit Eis oder Chips vollstopfen und am laufenden Band Netflix-Serien schauen ist keine gesunde Regenerierung. Dieser Jo-Jo-Lebensstil ist das todsichere Rezept für einen Burn-out, denn irgendwann rebelliert unser Körper, und wir werden krank.

Statt des Teufelskreises, den ich gerade beschrieben habe, brauchen wir Balance. Und die finden wir durch die Entschleunigung, die wir nicht länger stigmatisieren dürfen. Hier sind ein paar sehr einfache, leicht umsetzbare Anregungen.

## ÜBUNGEN ZUR LANGSAMKEIT

Für einen nachhaltigen Lebensrhythmus musst du nicht zum Aussteiger werden, auch wenn das für Abenteurertypen eine ziemlich coole Erfahrung sein kann. Die folgenden Übungen kannst du leicht in deine Alltagsroutine einbauen. Sie werden dir helfen, auf die Bremse zu treten und in Kontakt mit dem zu kommen, was dir wirklich am Herzen liegt.

*Raus in die Natur*

Wie belebend das Gehen in der Natur ist, habe ich in diesem Buch schon oft betont, aber man kann es nicht häufig genug wiederholen. Ich sehe zu, dass ich jeden Tag einen Spaziergang mache, unabhängig von Jahreszeit und Wetter. Ich liebe es, Vögel zu beobachten, mich Bäumen und Gras nahe zu fühlen und mit der Natur Freundschaft zu schließen. Wenn die Natur gleich hinter deinem Haus anfängt – wunderbar! Aber auch in einer Stadt oder am Stadtrand findest du Wege ins Grüne. In dichter besiedelten Gegenden kann es dir ein tolles Gefühl geben, auf deinen Spaziergängen anderen Menschen mit Freundlichkeit zu begegnen.

# Do-it-yourself-Shiatsu

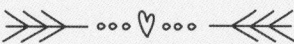

Shiatsu wird gewöhnlich mit einem Partner praktiziert, aber allein geht es auch. Wir sind es gewohnt, die Hand zur Linderung auf schmerzende Körperstellen zu legen. Darin besteht die Basis der Shiatsu-Selbstbehandlung. Du kannst bestimmte Druckpunkte problemlos selbst stimulieren:

- Entspannung: Setz dich im Schneidersitz auf den Boden und drücke den Ellenbogen in die Innenseite deines Oberschenkels.
- Kontrolle abgeben: Übe Druck auf die Außenseite deines Oberschenkels aus.
- Gleichgewicht zwischen Müdigkeit und Übererregtheit: Drück den Daumen in die Mitte deiner Fußsohle.

Du kannst dich mit Shiatsu auch auf andere Weise selbst behandeln: Achte darauf, welche Körperteile angespannt sind, und fokussiere dich auf sie. Übe mit Daumen, Ellenbogen oder Hand auf diese Körperstellen Druck aus. Nimm ein paar tiefe Atemzüge und spüre dem Unterschied nach. Je mehr du über Meridiane lernst, desto freier kannst du experimentieren. Die Basis ist immer dieselbe: entspannen, atmen, Druck ausüben.

*Badefreuden*

Ein Bad ist erholsam und hat unglaublich viel Wohlfühl-Potenzial. Das vergessen wir oft. Ein schönes heißes Bad mit Epsom-Salz, Badeschaum oder deinen Lieblings-Aromaölen ist total beruhigend und verjüngend. Ich gönne mir zwei- bis dreimal pro Woche ein Wannenbad vor dem Schlafengehen und ich schwöre darauf. Wenn du keine Badewanne hast (ja, ich kenne solche Wohnungen auch), kannst du dir auf andere Art etwas Gutes tun: Du lässt dir extra viel Zeit im Badezimmer und nimmst ein schönes Fußbad mit Bittersalzen und Aromaölen. Ich selbst sitze gern auf dem Badezimmerboden und mache einfache Shiatsu-Übungen, die mein Yin (die weichere Energie) stärken. Dazu drücke ich meinen Ellenbogen in die Innenseite meines Oberschenkels. Wenn du das Gefühl hast, dass du ständig am Machen und Funktionieren bist, drückst du hauptsächlich deine Yang-Energie aus. Für das Gesamtbefinden ist es wichtig, das Gleichgewicht zwischen Tun/Yang und Empfangen/Yin immer wieder neu herzustellen. Ich habe diese Übung oft angewandt, als ich schwanger werden wollte. Sie stabilisiert nicht allein die Fortpflanzungsgesundheit, sondern kann dein gesamtes Nervensystem sanft in Ruheschwingung versetzen.

*Leselust*

Auch dafür nehmen wir uns nicht genug Zeit. Lesen macht Spaß, ist informativ und lässt dich für eine Weile in eine Parallelwelt entwischen. Bücher sind die reine Magie, und regelmäßiges Lesen ist eine superwirksame Übung. Ich rede hier nicht von dem schnellen Blick auf deine Nachrichten-App. Ich rede von einem echten Buch. Ich halte es auch für wichtig, Bücher zu lesen, zu denen du nicht automatisch greifen würdest. Du liest gerade diesen Band, also interessierst du dich offenbar für Themen wie Gesundheit und Wellness. Das ist super, aber es könnte dir auch Spaß machen und deinen Horizont erweitern, mal einen Klassiker wie *Frankenstein* oder die inspirierende Lebensgeschichte einer historischen Persönlichkeit zu lesen. Außergewöhnliche Bücher sind wie außergewöhnliche Menschen. Eins führt zum anderen, und nach und nach entsteht deine eigene wunderbare Geschichte.

*Stille Zeit*

Ich bin eine große Freundin von stillen Zeiten, setze mich immer sehr für das Modell ein und versuche, auch andere dafür zu gewinnen. An hektischen Tagen brauchte ich diese Praxis dringend, um zur Ruhe zu finden, und seit einer Weile bin ich mindestens zehn Minuten lang an einem bestimmten Punkt des Tages still. Manchmal verkünde ich »Stille Zeit«, wenn ich mit Mike zum Supermarkt fahre oder wir Daisy mit dem Auto von der Kita abholen. Mike findet das urkomisch, aber auch er kann die Ruhe genießen, die uns die Stilleperioden schenken. Und wenn wir eine Weile geschwiegen haben, haben wir uns oft hinterher mehr – und Wichtigeres – zu sagen.

# Mit Absichten leben

Man kann unmöglich achtsam leben und mit der Welt kommunizieren, wenn man mit sich selbst nicht im Reinen ist. Die Selbstfürsorge-Übungen, die wir in diesem Buch kennenlernen, sind wie Vorübungen, mit denen du dich erdest, damit du in stressigen Situationen ruhig und zielführend reagierst und nicht gleich aus der Bahn geworfen wirst. Das Ziel besteht darin, in stressigen Zeiten so gelassen und aufmerksam zu bleiben wie in unproblematischen Zeiten. Achtsamkeit bedeutet nicht, dass du Unrecht passiv ertragen sollst. Nein, du bereitest dich bewusst vor, damit du mit innerer Klarheit reagieren kannst und dein Wohlbefinden intakt bleibt. Betrachte deine Selbstfürsorge, deine Meditationen, Zielsetzungen und Tagebucheinträge als Vorbereitungen für die Momente, in denen dich die Realität voll erwischt.

# Eine Absicht für deinen Tag

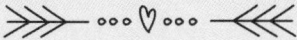

Mit dieser Übung richtest du deinen Geist aus und bereitest dich auf den Tag vor. Durch das Setzen einer Absicht erzeugst du ein klares Bild vom wunschgemäßen Ablauf deines Tages. Und sollten dann Hindernisse auftauchen oder schwierige Entscheidungen anstehen, wird dein Handeln von einem positiven Geisteszustand gelenkt. Natürlich wirst du im Verlauf des Tages deine Absicht zwangsläufig mal aus dem Auge verlieren, aber ihre Kraft bleibt dir erhalten, sobald sie einmal gesetzt ist.

Ein schöner Zeitpunkt für deine Absicht ist vor oder nach der Morgenmeditation. Und wenn du am Morgen mal nicht meditierst, hab Geduld mit dir. Du kannst auch später noch deine Absicht setzen, zum Beispiel unter der Dusche oder beim Anziehen.

1. Nimm ein paar tiefe Atemzüge und stell dir präzise vor, wie du dich während des Tages fühlen willst. Denke an die Vorgänge, an denen du gern beteiligt sein möchtest.

2. Setze deine Absicht für den Tag. Sie sollte aus einem einfachen Satz bestehen, der beschreibt, wie du dich verhalten und auf die Ereignisse des Tages reagieren willst. Ich habe ein paar Lieblingssätze, die ich dir als Anregung mitgeben will:

   - Ich beabsichtige, alles, was ich tue, aus dem Herzen strömen zu lassen.
   - Ich beabsichtige wertzuschätzen, was ich habe.
   - Ich beabsichtige, auf meinen Körper zu hören und seine Bedürfnisse zu achten.
   - Ich beabsichtige, so viel Langsamkeit zuzulassen, dass ich meine Intuition wahrnehme.
   - Ich beabsichtige, anderen zuzuhören und sie so gut wie möglich zu verstehen.

Solche schlichten Aussagen wirken wie eine gute Beziehung, die dich durch den Tag trägt. Deine Absicht wird sich im Laufe des Tages vertiefen, wenn du sie als Leitbild für deine Erfahrungen und Entscheidungen nutzt. Durch eine einmal gesetzte Absicht ziehst du wie ein Magnet großartige Dinge an und verschaffst dir den gedanklichen Raum, mit der Welt zu deinen eigenen Bedingungen in Verbindung zu treten. Dir selbst und anderen Gutes tun ist dann keine Pflichtveranstaltung mehr, sondern wird leicht, lustig und fröhlich. Und irgendwann wirst du stressigen Situationen mit gleichbleibend ruhigem Selbstvertrauen begegnen.

Wichtig beim Setzen der Absicht ist es, an die Gefühle zu denken, die du dir wünschst. Das wird dir an Tagen helfen, die schon im Voraus aufs Gemüt schlagen und die du mit einer Extradosis Dankbarkeit und Flexibilität angehen willst. Lass das gewünschte Gefühl während der Morgenmeditation durch deinen Geist strömen und nimm das Wort mit in den Tag. Versuch nicht, ein Gefühl zu benennen, bevor es sich von selbst offenbart. Lass es wie von allein in dein Bewusstsein fließen. Damit meine ich Worte wie

Freude,
Harmonie,
Mitgefühl,
Heilung,
Leichtigkeit.

Okay, du hast jetzt eine Vorstellung davon, was eine tägliche Absicht beinhaltet. Ich gebe dir im Folgenden eine Auswahl meiner eigenen emotionsorientierten Übungen. Du musst sie nicht morgens machen. Sie sorgen auch zu anderen Tageszeiten dafür, dass du zentriert, fokussiert und ruhig bleibst!

## ACHTSAME MOMENTE

Selbst wenn wir uns zu einer Morgenmeditation und einem gesunden Frühstück aufgerafft haben, passiert es häufig, dass wir später unter Druck die Nerven verlieren. Wir können den unvermeidlichen Durchhängern aber zuvorkommen, wenn wir über den Tag verteilt kurze Atempausen einstreuen, die ich »achtsame Momente« nenne. Am besten nutzt du Zeiträume zwischendurch, in denen du mindestens zehn Minuten Pause hast. Vielleicht wartest du auf den Beginn einer Besprechung oder du stehst irgendwo Schlange. Statt zum Smartphone zu greifen, nutze besser die Chance, dich selbst wiederzufinden:

- *Mach es dir bequem.* Stell dich, falls du stehst, etwa hüftbreit hin und lockere Knie und Gelenke, sodass du geschmeidig bleibst. Sitzt du auf einem Stuhl, stell die Füße so hin, dass die Fußsohlen guten Kontakt zum Boden haben und du entspannt bist. Schließ nun die Augen und beobachte, was sich in dir abspielt. Lausche deinem Atem.

- *Kehre zu deiner Absicht zurück.* Hast du bei deiner Morgenmeditation eine Absicht gesetzt, besinne dich jetzt wieder darauf. Bist du noch nicht dazu gekommen, kannst du sie jetzt setzen. Heiße jeden Gedanken und jedes Gefühl willkommen, das sich spontan einstellt und widerspiegelt, wer du an diesem speziellen Tag sein willst. Hab Geduld mit dir. Wiederhole deine Absicht im Stillen, während du tief ein- und ausatmest.

- *Lass deine Absicht los.* Nach ungefähr 10 Minuten kannst du deine Absicht loslassen. Sie wird dir den Tag über erhalten bleiben, auch in stressigen und belastenden Momenten. Nimm noch ein paar tiefe Atemzüge, bevor du langsam die Augen öffnest und sachte in den Tag zurückkehrst.

# Wie sie es machen:
# Orientierung und Inspiration

Ich möchte dich jetzt mit Freunden bekannt machen, an denen ich mich bei meinem Streben nach einem spirituellen, achtsamen und kultivierten Leben orientiere. Das könnte in deinem Leben der Barista sein, der dir den Kaffee kocht, der Security Guard, der dich morgens am Eingang zum Büro begrüßt, oder eine öffentliche Person, die du bewunderst. Diese spirituellen Führer sind überall, und wir können von ihnen lernen, wie wir Langsamkeit und Aufmerksamkeit kultivieren. So wie die Meditation unser Herz für mehr Kreativität und Intuition öffnet, so wird unsere Spiritualität reicher durch die Lebensweisheit von Menschen, von denen wir lernen.

### MALLIKA CHOPRA,
*Autorin und Unternehmerin,*
*über gute Gründe zum Meditieren*

Mallika Chopra ist eine gute Freundin von mir. An sie wende ich mich, wenn ich Unterstützung, einen Rat oder gute Laune brauche! Deepaks Tochter hat die Internetplattform Intent.com gegründet, die Menschen auf der ganzen Welt durch soziale Medien verbindet. Davon profitieren sie selbst, ihre Communities und der gesamte Planet. Ich treffe mich mit Mallika, sooft es geht, und sauge ihre klugen Gedanken in mich auf wie ein Schwamm!

*Was ist das Geheimnis einer konsequenten Meditationspraxis?*

Vielen Menschen fällt es sehr schwer, regelmäßig zu meditieren. Wir leben in einer Welt, in der viel zu viel auf uns einströmt, in der wir von Ablenkungen und Reizen überschüttet werden, auch wenn wir das gar nicht wollen. Der Schlüssel zu regelmäßigen Meditationen ist das Wissen, *warum du dabeibleiben willst*. Mit dem Verstand verstehen wir, warum sie uns nützt. Die körperlichen, emotionalen und gesundheitlichen Vorteile sind durch breit angelegte Studien bestens belegt. Meditation verhilft dir zu besserem Schlaf, geringerem Stressempfinden und einem entspannteren Verhältnis zu anderen Menschen. Aber um bei der Stange zu bleiben, musst du wissen, *warum* du meditieren willst.

*Was motiviert dich am stärksten in deiner Meditationspraxis?*
*Wie motivieren wir uns, wenn wir merken, dass wir uns drücken?*

Da ich meditiere, seit ich neun bin, kann ich mittlerweile auf mehrere Jahrzehnte zurückblicken und sehe, wie die Praxis mich verändert hat. In manchen Jahren habe ich zweimal täglich meditiert, morgens und nachmittags, und dann gab es Jahre, in denen ich überhaupt nicht meditiert habe! Heute meditiere ich einmal täglich 15 Minuten. In den Phasen, in denen ich glaubte, keine Zeit zum Meditieren zu haben, war ich zerstreuter, gestresster und schneller überfordert. Wenn ich regelmäßiger meditierte, war ich ruhiger, fokussierter, erfolgreicher und glücklicher. Meditieren hat sich für mich als Anker erwiesen, der mich erdet und gesünder macht und mir einen weiteren Blickwinkel gibt.

Ich habe oft Probleme, mich wieder in eine Routine einzufinden, ganz gleich, ob Meditation, Yoga, Gymnastik oder Ernährung. Meine Lösung sind Minischritte. Ich fange einfach an und mache, so viel ich schaffe, das aber täglich. Ich fange also mit fünf Minuten Meditation täglich an statt mit fünfzehn, oder mit einem Sonnengruß statt meiner ganzen Yoga-Routine. Wenn ich dann später wieder alle Übungen mache, merke ich, wie sehr sie mir gefehlt haben.

*Gibt es spezielle Tageszeiten oder Orte, die du zum Meditieren empfiehlst?*

Setz dich zu Hause in deinen Lieblingsstuhl oder in einen Park oder eine Kirche in der Nähe deines Büros. Such dir einen Platz, an dem du dich sicher fühlst und nicht gestört wirst. Versuche dir jeden Tag dieselbe Zeit einzurichten. Ich habe zum Beispiel früher immer meditiert, bevor ich meine Töchter von der Schule abgeholt habe. Das gehörte zu meinem Nachmittag wie die Tasse Tee davor. Und als meine Töchter älter waren und der Tagesplan sich änderte, passte ich meine Zeiten an und meditierte am Vormittag, nachdem ich schon etwas gearbeitet hatte. Sei flexibel, aber setz die Absicht, täglich dranzubleiben.

*Sollten wir täglich zusätzlich zum Meditieren eine Absicht setzen?*

Du musst für deine Absicht nicht meditieren. Aber es kann Freude machen und sich lohnen, nach dem Meditieren täglich eine Absicht zu setzen. Ich nenne sie »Mikro-Absichten«, weil sie wie kleine Anker helfen, sich auf das zu konzentrieren, was zu einer bestimmten Zeit erforderlich ist. Eine Mikro-Absicht kann sein, dass du einen Freund anrufst oder dich in die Sonne legst. Sie müssen dein Leben nicht umkrempeln. Sie sollen Spaß machen und dir hier und jetzt ein besseres Gefühl geben.

*Wie können uns Mikro-Absichten helfen, größere Ziele zu erreichen?*

Mikro-Absichten können dir helfen, größere Lebensziele zu benennen und zu verfolgen, die manchmal sehr weit weg erscheinen. Große Lebensziele erfordern häufig, dass du dir darüber klar werden musst, wer du sein willst, wie du leben willst und wie du dienen kannst. Sie brauchen Zeit – Inkubationszeit –, um realisiert und in dein Leben integriert zu werden. In deiner Meditationspraxis lernst du deine größeren Lebensziele nach und nach gründlicher kennen. Es ist eine gute Gewohnheit, am Ende deiner Meditation eine Mikro-Absicht zu benennen, die nur das betrifft, was du an diesem Tag brauchst. Fange morgens mit der Frage an, wie du dich fühlen willst – vielleicht tatkräftiger oder verbundener oder friedvoller –, und beobachte mit Freude, wie das Gewünschte eintrifft.

*Wie können wir in unserem Leben einen Sinn finden, wenn sich alles falsch anfühlt?*

Zunächst sollten wir uns bewusst machen, dass das Leben eine chaotische Reise ist. Höhen und Tiefen sind normal und naturgegeben, genauso wie Verwirrung, Einsamkeit und emotionale Distanz. Resilienz bedeutet, dass wir emotionale Werkzeuge besitzen, mit denen wir uns in den permanenten Wechselfällen des Lebens immer neu ausrichten und auf neue Art reagieren können. Meine wichtigsten Werkzeuge waren immer regelmäßiges Meditieren und Absichten. Aber du hast vielleicht auch Lust, in bestimmten Lebensphasen etwas Neues auszuprobieren. Ich habe neuerdings wieder Kontakt zu Studienfreunden aufgenommen, die ich während der Familienphase aus den Augen verloren hatte. Ich habe erkannt, dass diese Freundschaften mir sehr viel bedeuten, und nun bemühe ich mich, diese Freunde mindestens einmal pro Jahr zu treffen. Das gibt mir neuerdings unglaublich viel Kraft!

## RABBI JONATHAN BLAKE
*über den Perspektivenwechsel von »Was dient mir«*
*zu »Wem diene ich«*

Rabbi Jonathan Blake spazierte vor einem Jahr in unser Yoga-Studio, um einen Kurs zu belegen, und nicht lange danach fragte ich ihn im Scherz, ob er nicht der inoffizielle Strala-Rabbi werden wolle. Er grinste hocherfreut und akzeptierte. Da er ein Mensch ist, der immer an andere denkt, bringt er dauernd neue Leute mit in den Kurs, die Yoga gut gebrauchen könnten. Jonathans spirituelle Ausstrahlung und sein wacher Blick für das eigene Wohlbefinden (und das der anderen!) sind inspirierend und ansteckend.

*Was unternimmst du, um geistig, körperlich und*
*spirituell im Gleichgewicht zu bleiben?*

Aus meiner Sicht schaden wir uns gewaltig, wenn wir unser mentales, körperliches und spirituelles Ich voneinander trennen, was wir alle praktisch ununterbrochen tun. Körper, Geist, Seele – alles ist eins. Wir müssen für alle Teile in einem ganzheitlichen Sinn sorgen, um wirklich Mensch, also die beste Version unserer selbst, zu werden. Und im Grunde sollten wir auch dieses Selbst als Teil des Ganzen betrachten. Schließlich gibt es eigentlich kein Selbst, das autonom oder von seiner Umgebung getrennt wäre. Die Vorstellung vom Selbst ist eine Illusion. Professor Daniel Matt, der kürzlich eine monumentale Übersetzung des Zohar, eines bedeutenden Werks der jüdischen Mystik, veröffentlicht hat, formuliert es so: »Dass wir Worte für alle Teile des Baums haben … heißt noch lange nicht, dass ein Baum tatsächlich all diese Teile besitzt. Gleichermaßen sind alle unsere Namen nur willkürlich auf etwas aufgesetzt, das in Wahrheit eine große, nahtlose Wirklichkeit ist.« Wer sind wir, dass wir sagen könnten, wo der Ast endet und die Blüte beginnt? Wo der Stamm endet und die Wurzel beginnt? Wo die Wurzel endet und der Boden beginnt? Wie können wir sicher sein, wo du endest und das Universum beginnt?

Im Rabbinerseminar studierte ich bei dem inzwischen verstorbenen Professor Bonia Shur, der auch jüdische Sakralmusik komponiert hat. Er brachte uns einen Gesang bei: »Alles ist verbunden. Alles ist verbunden. Alles ist verbunden.« Und das glaube ich auch.

*Hast du eine tägliche Praxis, die dich trägt?*
*Wie wirkt sie sich auf deine langfristigen Ziele aus?*

Meditation kann zur Klärung beitragen. Mir entspricht die Form sehr gut. Ich sitze allein auf einem Stuhl und bin so weit vor dem Krach (draußen und in meinem Kopf) geschützt, dass ungesunde Gedankenmuster aufbrechen, ich neue Wege zu kreativen Lösungen finde und ruhiger an die Dinge herangehe. Meine Lebenspartnerin und Ehefrau Kelly ist da ein verlässlicher Guide. Sie ist »Resonanzboden«, Ratgeberin, Lehrerin und Unterstützerin. Sie sorgt dafür, dass ich ehrlich bleibe. Es ist gut, jemanden wie sie zu haben, denn wie ein Freund einmal zu mir sagte: »Es ist schwer, ein Mensch zu sein.« Einen anderen Menschen haben macht es ein bisschen einfacher, selbst Mensch zu sein. Deshalb gehe ich auch einmal wöchentlich zur Psychotherapie und treffe mich regelmäßig mit einem Coach für Führungspersonal. Man kann nicht alles allein anpacken. Es ist gut, um Hilfe zu bitten.

Ziele sind gut, werden aber manchmal überschätzt. Ich glaube, ich habe nie länger als fünf Jahre vorausgedacht, und selbst das kommt mir lange vor. Ram Dass hatte recht, als er sagte: »Sei jetzt hier.« Flexibilität entwickeln und sich auf veränderte Verhältnisse einstellen können taugt aus meiner Sicht besser als Kompetenz als der tollste Fünfjahresplan. Schließlich sind nach Darwins oft falsch zitiertem Satz vom »Survival of the Fittest« nicht körperliche Fitness, ein großes Gehirn oder Sex-Appeal die größten Vorzüge, sondern Anpassungsfähigkeit.

*Was sollten wir unbedingt tun, um mit unserem Lebenssinn verbunden zu bleiben?*

Gib anderen etwas von dir. Das ist so einfach und so leicht zu vergessen. Im Moment engagiert sich meine Frau gerade in einem Freiwilligen-Projekt in meiner Synagoge. Sie unterstützen eine Flüchtlingsfamilie, die vor dem Genozid und militärischen Konflikten in der Zentralafrikanischen Republik geflohen ist. Zwei afrikanische Schwestern, 26 und 38 Jahre alt, kamen letztes Frühjahr in unsere Gemeinde, mit nichts als einem Koffer, einer positiven Haltung und ihren traumatischen Erfahrungen. Nach wenigen Wochen, in denen sie von unseren Freiwilligen ihre ersten englischen Wörter lernten, von ihnen zum Abendessen eingeladen wurden, erfuhren, wie sie mit wenig Geld Lebensmittel kaufen konnten, und ihre erste Wohnung bezogen, sagte eine, sie habe durch ihren Empfang in der Gemeinde »Gottes Lächeln« gesehen. Was glaubst du, wie Kelly sich da gefühlt hat? Wie hättest du dich gefühlt?

*Wie finden wir unsere spirituelle Heimat und unsere Ziele?*

Überleg dir als Erstes, was du anderen geben kannst. Vielleicht deine Zeit, dein Talent, deine Ideen, deine Rezepte, deine Lieder, deine Art, durch die Welt zu gehen. Du willst deine spirituelle Heimat finden? Hör auf zu fragen, an welchem Ort du deine spirituellen Bedürfnisse befriedigen kannst, und geh dahin, wo du freudig anderen etwas geben kannst. Der Unterschied besteht in der inneren Haltung. Zwischen »Was dient mir?« und »Wem diene ich?«. Finde den Ort, an dem du etwas geben kannst, und alles andere folgt: Freude, Sinn und Transformation. Worauf wartest du noch?

# REINIGE DEINEN KÖRPER

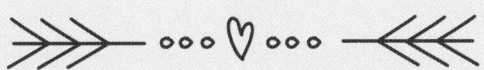

# 3
# DRÜCK AUF NEUSTART:
## Ändere dein Essen

*Iss nichts, was deine Uroma
nicht als Essen erkannt hätte.*
**– Michael Pollan**

Wenn du dich mental und spirituell im Gleichgewicht fühlst, mit einem ruhigen Geist als deinem Fundament, kannst du viel leichter Entscheidungen treffen, die gut für deinen Körper sind. Deshalb ist es so wichtig, mentale Klarheit und spirituelle Gelassenheit zu erlangen, bevor du dich an die Reinigung des Körpers machst. Wenn dein Geist gestresst ist, ist auch dein ganzer Körper gestresst. Dann kannst du noch so viel grünen Saft trinken oder noch so viele Yoga-Kurse machen, es nützt nichts. Stress staut sich im Körper an, strapaziert das Immunsystem, bereitet den Körper aufs Kämpfen vor und führt schließlich dazu, dass du dich krank, träge und aus dem Lot fühlst. Gesundheit ist multifaktoriell, ein Cocktail aus unserer genetischen Mitgift, unserer Lebensführung und Umweltstressoren und -giften. Aber wir können viel für unsere Gesundheit tun, indem wir uns für eine Ernährung und ein Leben entscheiden, das uns guttut, und zugleich bestimmte Elemente unserer Umwelt kontrollieren.

Wenn wir jetzt darangehen, dem physischen Körper durch nährendes und entgiftendes Essen Gutes zu tun, sollten wir im Blick behalten, was wir in den Wochen 1 und 2 über unser mentales und spirituelles Gleichgewicht gelernt haben. Es ist entscheidend, dass Geist und Körper während unserer gesamten Reise in Harmonie bleiben. Und genauso wichtig ist es, immer daran zu denken, dass sich die Bedürfnisse unseres Körpers ständig ändern, je nachdem, was in unserem Leben passiert, in welchem Lebensstadium wir sind und welche Jahreszeit wir gerade haben. Du kannst das für dein jeweiliges Lebensstadium optimale Wohlbefinden fördern, indem du qualifizierte Entscheidungen triffst, statt Opfer deiner bisherigen Ernährungsgewohnheiten zu bleiben. Sich im Einklang mit der Natur und den Jahreszeiten zu ernähren hilft dem Körper, seinen natürlichen Rhythmus und seine Balance zu bewahren. Es gibt kein Patentrezept, das für alle gilt, aber je mehr du über den Prozess der Ernährung und die nährende Kraft von Lebensmitteln weißt, desto eher kannst du das auswählen und genießen, was deinen Bedürfnissen entspricht.

In diesem Kapitel wirst du lernen, neu übers Essen und über das Nähren deines Körpers zu denken. Du wirst deine Essgewohnheiten verändern – und das ist immer eine Herausforderung. Wie oft hört man: »Ich mache jetzt diese neue Diät und bin total glücklich und rundum satt.« Wir verbinden Diät eher mit Hungergefühl, Verzicht und schlechter Laune, mit dem Kampf gegen unsere Gelüste und dem schwierigen Ringen darum, alte Gewohnheiten loszuwerden und neue zu entwickeln. Die Detox-Empfehlungen, Rezepte und Verhaltensregeln in diesem Kapitel sind darauf ausgerichtet, deine jetzigen schädlichen Ernährungsgewohnheiten zu korrigieren und dauerhaft neue zu entwickeln beziehungsweise zu festigen, die deinen Zielen besser dienen. Sie sollen dich nicht einschränken oder dir etwas wegnehmen. Trotzdem wirst du sie wahrscheinlich als Herausforderung empfinden – ob körperlich, mental, spirituell oder emotional, hängt von deiner speziellen gesundheitlichen Situation und deinem Ausgangspunkt ab. Versuche deshalb, in schwierigen Augenblicken an deine übergeordneten Ziele zu denken. Halte dir, wenn du frustriert bist, vor Augen, dass du auf dem Weg zu etwas richtig Tollem bist. Mach dir in Momenten, in denen du dich voller Energie fühlst, klar, dass dieses Gefühl dauerhaft sein kann statt nur flüchtig. Vergegenwärtige dir in solchen Phasen, wie du dich durch deine Nahrung fühlen willst – nämlich energiegeladener, klarer, stärker und besser gelaunt.

Sobald du merkst, dass Stress und Anspannung aufkommen, kehre zur Konzentration auf deinen Atem und zu den spirituellen Übungen im ersten

Teil des Buches zurück. Unser Ziel ist dauerhafte Veränderung, die von innen kommt, keine Schnellreparatur, durch die du ein paar Pfund loswirst oder wieder in deine Skinny-Jeans passt. Hier geht es um Ganzheit und um die Wiederherstellung deines wahren Selbst.

## Ernährungsgewohnheiten

Das Idealziel ist, Essen als echtes Nähren und Förderung des Wohlbefindens zu betrachten und nicht Kalorien oder Kilogrammstriche auf der Waage zu zählen. Das kann schwer sein. Wir geben uns Mühe umzudenken, und trotzdem schleichen sich Dinge wie Idealgewicht und Konfektionsgröße immer wieder ungebeten ein. Es wird ein gewisses Maß an Entschlossenheit und Disziplin verlangen, dein Handeln am Ziel echten Wohlbefindens zu orientieren und nicht an der Figur. Doch der Energiegewinn, der dir winkt, wenn du dich in die richtige Richtung bewegst, ist die Mühe wert. Lenke deine Aufmerksamkeit auf die Entwicklung von Ernährungsgewohnheiten, die deine Gesundheit fördern, und weg von Zahlen, Maßen und Vergleichen.

Es ist wichtig, vom Ist-Zustand auszugehen und dir ehrlich einzugestehen, was du deinem Körper gegenwärtig zuführst und wie sich das mental, physisch und spirituell auf dich auswirkt. Man verliert leicht das Gefühl für die eigenen Ernährungsgewohnheiten. Sie sind so ein integraler Bestandteil unserer Person, dass wir sie nicht immer bewusst wahrnehmen. Aber wenn wir schließlich bereit sind, wirklich etwas zu verändern, müssen wir innehalten und genauer hinschauen. Ungesunde Ernährungsgewohnheiten sind wie alle destruktiven Gewohnheiten oft unglaublich schwer zu durchbrechen. In diesem Kapitelteil werden wir darauf hinarbeiten, schädliche alte Gewohnheiten durch solche zu ersetzen, die uns wirklich nützen und guttun.

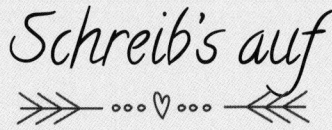

# Schreib's auf

Zu Beginn stell dir bitte folgende Fragen zu deinen Ernährungsgewohnheiten und schreib auf, was dir jeweils dazu in den Sinn kommt. Die Antworten werden dir helfen, deine Ziele für diese Etappe unserer Reise zu bestimmen:

- Wie fühlst du dich typischerweise, wenn du morgens aufwachst? Wie trägt deine Ernährung zu diesem Gefühl bei?
- Nimmst du an einem typischen Tag die meisten Mahlzeiten kurz und ohne viel Aufwand zu dir, damit du möglichst schnell wieder an die Arbeit oder andere Aktivitäten gehen kannst?
- Empfindest du im Zusammenhang mit Essen Angst oder Anspannung? Stresst oder beunruhigt es dich, darüber nachzudenken, was du essen wirst?
- Sind Einkaufen und Kochen für dich ein Vergnügen oder eine leidige Aufgabe? Bereitest du dir dein Essen gern selbst zu, oder ist dein Leben zu hektisch fürs Kochen?
- Isst du zusammen mit anderen und unterhältst du dich dabei? Isst du lieber allein? Isst du vor dem Computer oder während du dein Handy checkst?
- Brauchst du stimulierende Genussmittel wie Zucker, Koffein oder Nahrungsmittel mit einem bestimmten Geschmack oder einer bestimmten Konsistenz (salzig, knusprig etc.), um über den Tag zu kommen?
- Zu welcher Tageszeit setzt dieses Verlangen ein? Hast du nachmittags einen toten Punkt, an dem du unbedingt Zucker oder Koffein willst? Hast du spät abends oder nachts Heißhunger auf Dinge, die du tagsüber nicht essen würdest?
- Neigst du dazu, zügellos Junkfood zu futtern, wenn du dich mental oder körperlich nicht so gut fühlst?
- Und nun die Frage aller Fragen: Wenn du einen Zauberstab schwingen und morgen früh mit dem perfekten Verhältnis zum Essen aufwachen könntest, wie sähe das aus?

Während du über die Frage aller Fragen nachdenkst, hier zur Anregung meine Gedanken, wie ich mich durch gute Ernährung den Tag über am liebsten fühlen möchte:

- Ich würde gern früh aufwachen, voller Energie, nicht übermäßig verschlafen und bereit für den Tag.
- Ich würde mich gern den ganzen Morgen energiegeladen fühlen und Zeit für mich haben, um zu meditieren und Übungen zu machen, bevor es an den restlichen Tag geht.
- Ich würde gern um die Mittagszeit Hunger haben und mich auf ein verlockendes Mittagessen freuen, nach dem ich mich dann nicht träge fühle.
- Ich würde gern voller Energie und Schwung über den Nachmittag kommen.
- Ich würde mich abends gern innerlich ruhig fühlen und leicht in einen erholsamen Schlaf finden.

Okay, jetzt nimm dir Zeit, um aufzuschreiben, wie du dich durch deine Ernährung an einem typischen Tag am liebsten fühlen würdest. Das sollte dir ein klares Bild geben, wo du jetzt stehst und welches Ziel du bei diesem Kapitel anstreben möchtest. Lass deiner Fantasie freien Lauf und beschreibe deine Idealvorstellung, auch wenn sie dir sehr weit weg von deiner jetzigen Realität scheinen mag.

Super! Du hast die Liste, es kann losgehen! Hier sind die drei Schritte deines Ernährungs-Detox:

- *Östliches mit Westlichem vereinen* – Wir werden die Grundsätze des Ayurveda anwenden und die alte Lehre unserem Ziel anpassen: eine gesunde Ernährung in der modernen Welt zu ermöglichen.

- *Gesund essen* – Wir werden Ernährungsregeln aufstellen, die gut für deinen Körper sind.

- *Im Körper sein* – Wir werden uns darauf fokussieren, den Körper zu lieben und zu nähren, mit Freude den eigenen Körper zu bewohnen und ein gesundes Körperbild zu entwickeln.

Wie bei den vorigen Kapiteln geht es darum, dich voll und ganz auf dieses Wochenprogramm einzulassen, sodass jede der Praktiken, die aufeinander aufbauen, ein Teil von dir wird. Nach dem 7-Tage-Neustart wirst du diese Praktiken auch weiterhin in deine Alltagsroutine integrieren.

## ÖSTLICHES MIT WESTLICHEM VEREINEN

Wir leben im Zeitalter der Wellness-Produkte und Wellness-Retreats, aber es klafft ein ziemlicher Graben zwischen dem, was wir intellektuell über Wellness wissen, und unserem tatsächlichen Verhalten. Das hat größtenteils mit den verwirrenden Botschaften zu tun, die wir von außen erhalten, nicht zuletzt von der Diät-Industrie. Die meisten von uns wissen, dass gute Ernährung bedeutet, vollwertige, frische, unverarbeitete Nahrungsmittel zu sich zu nehmen, aber die Diätindustrie führt uns auf Irrwege. Sie verkompliziert die Dinge und redet uns ein, wir müssten ganze Nahrungsmittelgruppen aus unserer Ernährung streichen oder andere extreme Dinge tun, um fit und gesund zu bleiben. Tief drinnen wissen wir, dass Diät-Hypes nicht der Weg zur Gesundheit sind. Aber es ist nicht leicht, den falschen Versprechungen und Botschaften der Diät-Industrie zu widerstehen. Wir müssen lernen, in Ernährungsfragen unserem eigenen Kompass zu folgen und uns nach den Bedürfnissen unseres Körpers zu richten.

Statt Diät-Trends hinterherzulaufen, wenden wir uns deshalb jetzt einem altehrwürdigen Ernährungssystem zu, dem Ayurveda.

## EINE KURZE GESCHICHTE DES AYURVEDA

Ayurveda ist ein naturheilkundliches System, das vor über 3000 Jahren in Indien entstand. Es basiert auf dem Grundgedanken, dass es ein fein austariertes Gleichgewicht zwischen Körper, Geist und Seele gibt und dass Krankheit dann eintritt, wenn dieses Gleichgewicht gestört ist. »Ayurveda« ist eine Zusammensetzung von zwei Sanskrit-Wörtern: »Ayus«, was »Leben« heißt, und »Veda«, was »Wissen« bedeutet. Ayurveda wurde bis etwa 1000 v. Chr. mündlich tradiert und dann als Teil der »Veden«, einer Sammlung heiliger Texte, schriftlich niedergelegt. Ayurveda gilt als eine der ältesten, hoch entwickelten Gesundheitslehren.

Ayurveda ähnelt insofern der Traditionellen Chinesischen Medizin (TCM) und Praktiken wie Shiatsu und Akupunktur, als es mit Veränderungen der Ernährungs- und Lebensweise arbeitet, die den Fluss von Lebensenergie durch den gesamten Körper fördern. Im Ayurveda heißt diese Energie Prana, in der TCM Chi. Ayurveda und TCM wurden in der westlichen Kultur lange als »alternative Heilmethoden« bezeichnet und von der Schulmedizin in eine Außenseiterrolle gedrängt. Doch inzwischen erkennen wir zunehmend den Wert dieser Systeme, und immer mehr westliche Ärzte empfehlen Elemente des Ayurveda oder der TCM zur Förderung der Gesundheit und der Abwehr von Krankheit.

## DIE AYURVEDISCHE ERNÄHRUNGSLEHRE

Obwohl Ayurveda so alt ist, lässt es sich unglaublich gut in unser modernes Leben integrieren. Aber ayurvedische Speisen zu sich zu nehmen, reicht nicht aus – man muss sich auf den ganzen Prozess einlassen. Sich selbst verstehen zu lernen – zu erkennen, wie die eigene Veranlagung und die eigenen Stimmungen mit den Jahreszeiten, dem Tagesrhythmus und bestimmten Nahrungsmitteln interagieren –, ist im Ayurveda genauso wichtig wie das, was man isst.

Eine große Rolle spielt im Ayurveda das Verdauungsfeuer, »Agni« auf Sanskrit. Das Agni ist entscheidend für das allgemeine Wohlbefinden. Wenn unser Agni im Gleichgewicht ist, können wir Nahrung richtig verdauen und gleichzeitig den Körper von Giftstoffen befreien, was zu einem klaren Geist führt. Praktiken zur Stärkung des Agni sind unter anderem Meditieren, Spazierengehen, kleine Mahlzeiten mit Ausnahme der Hauptmahlzeit am Mittag und das Trinken von Ingwertee.

## DIE AYURVEDISCHEN DOSHAS

Im Ayurveda gibt es drei Doshas oder Geist-Körper-Typen: *Vata* (Luft), *Pitta* (Feuer) und *Kapha* (Erde). Der äußere Körpertypus zeigt tendenziell das jeweils dominierende Dosha an, aber Persönlichkeit und Temperament spielen auch eine Rolle, und viele von uns sind eine Kombination von zwei Doshas (bidoshisch) oder sogar von allen dreien (tridoshisch).

- *Vata* – schlanker, geschmeidiger Körperbau. Mit den Elementen Raum, Luft und Leichtigkeit assoziiert. Entspricht auf der Persönlichkeitsebene Launenhaftigkeit, Impulsivität und Schnelligkeit im Handeln. Wenn Vata im Ungleichgewicht ist, sind Schlaf und Verdauung gestört. Dem Vata-Typ wird empfohlen, nach einem geregelten Zeitplan und insgesamt früher am Tag zu essen, gekochte Nahrungsmittel zu sich zu nehmen und Stress und Überreizung im Zaum zu halten.

- *Pitta* – athletischer oder mittelkräftiger Körperbau. Assoziiert mit den Elementen Feuer und Wasser. Geht mit einer feurigen, starken Persönlichkeit einher. Der Pitta-Typ verträgt oft Hitze schlecht, hat einen hohen Grundumsatz, verfügt über einen scharfen, analytischen Geist und ist sehr zielstrebig. Alles, was zu viel Feuer erzeugt, bringt Pitta aus dem Gleichgewicht. Konkurrenzorientiertheit führt leicht zu Zorn und Frustration. Das Feuer durch Ernährung und Lebensweise »herunterzukühlen« hilft, Pitta wieder ins Gleichgewicht zu bringen. Empfohlen werden u. a. kühlende Nahrungsmittel wie Salat oder Gurke.

- *Kapha* – breitere oder rundere Statur. Assoziiert mit den Elementen Erde und Wasser. Der Kapha-Typ ist tendenziell langsam, stetig, robust und nicht so leicht zu ärgern. Wenn Kapha aus dem Gleichgewicht ist, kommt es zu Kopfschmerzen und Schleimproblemen. Der Kapha-Typ verfällt leicht in Routine und neigt zum Zunehmen. Er profitiert von regelmäßiger körperlicher Betätigung, die den Herzschlag beschleunigt, sollte wenig Zucker und viel Obst und Gemüse zu sich nehmen und Exzesse vermeiden.

Doch wenn man nur auf Größe und Gewicht eines Menschen schaut, entgeht einem das Gesamtbild. Es ist wichtig zu verstehen, dass unser Dosha nichts Feststehendes ist, sondern eher eine Orientierungshilfe dabei, unsere Gewohnheiten und Verhaltensweisen auf unsere persönlichen Bedürfnisse zuzuschneiden. Unser Körper ist nicht statisch, er verändert sich ständig, je nach den Geschehnissen in unserem Leben und auch mit den Jahreszeiten. Unsere physische Gesundheit und unser Wohlbefinden hängen von unserer Dosha-Balance ab, und da gibt es drei mögliche Zustände:

- Im Gleichgewicht – alle drei Doshas sind harmonisch ausbalanciert.

- Erhöht – ein Dosha ist in unverhältnismäßig hohem Maß vorhanden oder, wie man im Ayurveda sagt, *aggraviert*.

- Vermindert – ein Dosha ist in unverhältnismäßig geringem Maß vorhanden oder, wie man im Ayurveda sagt, erschöpft.

Egal, ob du dich stark mit einem Dosha identifizierst oder nicht, Ziel ist die Harmonie zwischen allen dreien. Um diese Harmonie herzustellen, gilt es, deine Ernährung auf die Korrektur des Ungleichgewichts auszurichten, durch eine günstigere Lebensweise Stress zu reduzieren und Abfall- und Giftstoffe aus deinem Körper zu entfernen, indem du ayurvedische Naturprodukte wie *Triphala* nutzt. Triphala ist eine 3-Frucht-Mischung, die im Ayurveda als Tee getrunken wird, um die Doshas auszubalancieren und den Körper zu entgiften. Es wirkt auch sanft abführend und ist nicht für alle Menschen geeignet, beispielsweise nicht für Schwangere, darum sprich mit deiner Ärztin oder deinem Arzt, bevor du Triphala oder irgendein anderes Naturheilmittel ausprobierst.

# Dosha-Fragen

Hier nun ein paar Fragen, die du dir stellen kannst, um deine Dosha-Tendenzen in dieser Lebensphase zu erkennen. Ein Dosha-Selbsttest ist kein perfektes Vorgehen, und wenn du die Möglichkeit dazu hast, solltest du eine*n ayurvedische*n Ärztin*Arzt oder Heilpraktiker*in aufsuchen, um Genaueres zu erfahren. Aber die Fragen sind immerhin ein Anfang, und deine Antworten werden dir Anhaltspunkte geben, wie du deine Ernährung und deine Lebensweise darauf ausrichten kannst, dich ins Gleichgewicht zu bringen. Wenn du bei einem Dosha mehr Fragen mit Ja beantwortest als bei den anderen, hast du wahrscheinlich dein vorherrschendes Dosha gefunden. Gleich viele Jas bei zwei oder drei Doshas könnten bedeuten, dass du eine Kombination aus beiden bzw. allen dreien bist.

## Vata-Fragen:

- Greifst du zu Koffein, um den Tag über auf Touren zu bleiben? Stürzt du dich gern von einer Tätigkeit in die nächste und fängst oft mehrere Projekte gleichzeitig an?
- Bist du abends und nachts am kreativsten? Neigst du dazu, lange aufzubleiben und bist am Morgen erschöpft?
- Greifst du zu kaltem Essen und trinkst gern Säfte? Knabberst du Süßes und Snacks wie Obst, Chips, Cracker als »Treibstoff«?
- Hast du den Eindruck, dass du vor kreativen Ideen nur so sprudelst, und fällt es dir schwer, sie alle weiterzuverfolgen?

## Pitta-Fragen:

- Wechseln bei dir oft Freude und Ärger in Sekundenschnelle? Gerätst du oft in hitzige Auseinandersetzungen?
- Fühlt sich dein Körper manchmal überhitzt an?

- Hast du im Allgemeinen das Gefühl, genug Kraft und Ausdauer zu besitzen, um über den Tag zu kommen?
- Hast du jede Menge Ehrgeiz und Drive?

## Kapha-Fragen:

- Fällt es dir leicht, liebevoll und fürsorglich zu sein? Verlierst du dich manchmal selbst in der Fürsorge für andere?
- Empfindest du dich als ausdauernd, stabil und eher langsam?
- Fühlst du dich schwer und manchmal festgefahren?
- Sind deine Hände oft feucht?

Für alle Dosha-Typen gilt: Um im Gleichgewicht zu bleiben, empfiehlt es sich, Stress zu reduzieren, weniger verarbeitete Nahrungsmittel zu sich zu nehmen, einen geregelten Tageslauf einzuhalten, bei dem man die Hauptmahlzeit mittags zu sich nimmt, zu meditieren und sich regelmäßig körperlich zu betätigen. Im Folgenden findest du gezielte Ernährungs- und Verhaltensempfehlungen für deinen speziellen Dosha-Typ.

## VATA

### Ungleichgewichtssymptome

Wenn das Vata-Dosha aggraviert ist, kann es sich erschöpfen, was zu Verstopfung, Dehydration, Gewichtsverlust, Schlafstörungen, Nervosität und Frieren führt.

### Vermeiden/einschränken

- Kaltes wie Salate, eiskalte Getränke, rohes Gemüse
- ein Zuviel an Koffein und Zucker

### Bevorzugen

- warme Suppen, Eintöpfe, warme Cerealien
- leicht verdauliches, reifes Obst
- nahrhafte Lebensmittel von mittelschwerer Konsistenz wie etwa Milchprodukte, rohe Nüsse und Nussbutter
- milde Gewürze wie Kreuzkümmel, Ingwer und Kardamom, Salz, schwarzer Pfeffer und Senf
- Kamillen-, Ingwer- und Zitronentee

### Körperliche Betätigung und Lebensweise

Der Vata-Typ neigt zu innerer Unruhe und bevorzugt schnelles, schweißtreibendes Work-out. Um den Vata-Typ auszubalancieren, empfehlen sich Yoga, Meditation und zügiges Spazierengehen. Der Vata-Typ sollte früh zu Bett gehen, um viel erholsamen Schlaf zu bekommen.

## PITTA

### Ungleichgewichtssymptome

Wenn das Gleichgewicht nicht stimmt, wird der Pitta-Typ leicht reizbar, übertrieben selbstkritisch und aggressiv. Ungleichgewichtssymptome sind unter anderem Durchfall, Überhitzung, übersteigerter Hunger und Sodbrennen.

### Vermeiden/einschränken

- fermentierte Nahrungsmittel, eingelegtes Gemüse, saure Sahne und Käse
- fettige, heiße, salzige Speisen und schwere, gebratene Speisen
- Kaffee bei einer Neigung zu Sodbrennen und Hautausschlägen und wenn der Pitta-Typ rasch ärgerlich, gereizt oder starr in seinen Urteilen wird

## Bevorzugen

- kalte oder warme Speisen mittelschwerer Konsistenz
- Vegetarische Nahrung ist für den Pitta-Typ am besten, etwa gedämpftes und rohes Gemüse, süßes Obst, Reis, Weizen und Hafer.
- milde Gewürze wie Kurkuma, Kardamom und Minze
- Pfefferminz- und Kamillentee

## Körperliche Betätigung und Lebensweise

Der Pitta-Typ hat meist eine gute Kondition und verlangt seinen Muskeln gern maximale Leistung ab. Ihn locken Bootcamps, Langstreckenlauf und -schwimmen und überhaupt alles, was den Körper bis an seine Grenzen fordert. Der Pitty-Typ sollte Ruhetage einlegen, Überarbeitung und Überreizung meiden.

# KAPHA

## Ungleichgewichtssymptome

Mentale und physische Stagnation ist ein Zeichen für Kapha-Ungleichgewicht. Zu den Ungleichgewichtssymptomen beim Kapha-Typ gehören träge Verdauung, Wasserretention, Gewichtszunahme und übermäßiges Schlafen.

## Vermeiden/einschränken

- exzessiven Verzehr süßer, fetter, frittierter oder salziger Nahrungsmittel
- Zusätze von Zucker oder Fett
- Milchprodukte

## Bevorzugen

- warme, leichte Kost, etwa kurz gegarte Nahrungsmittel oder rohes Obst und Gemüse
- würzige Nahrungsmittel und kräftige Gewürze wie Pfeffer, Knoblauch, Fenchel und Ingwer
- bevorzugt zum Würzen zu verwenden sind Kreuzkümmel, Bockshornklee, Sesamsaat und Kurkuma

## Körperliche Betätigung und Lebensweise

Der Kapha-Typ neigt dazu, langsam und stetig zu sein und Bewegung eher zu vermeiden, aber wenn er einmal in Bewegung ist, hat er von allen Dosha-Typen das größte Durchhaltevermögen. Kapha-Typen zieht es vielleicht zum Krafttraining, aber der Ausgewogenheit wegen empfehlen sich auch Cardio-Training und Work-out, das einen ins Schwitzen bringt. Der Kapha-Typ sollte tagsüber möglichst nicht schlafen, sondern lieber durch zügiges Spazierengehen aktiv bleiben und so für einen besseren Nachtschlaf sorgen.

Regelmäßiges Meditieren und sanfte Yoga-Übungen, Zeit in der Natur und ein geregelter Tageslauf sind für alle Dosha-Typen empfehlenswert.

# KAFFEE, ALKOHOL & AYURVEDA

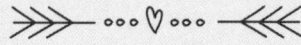

Nach der Lehre des Ayurveda dient jede Pflanze einem Zweck, und Kaffee ist am ehesten als Medizin zu betrachten. Kaffee trinken kann für den einen Dosha-Typ gut sein und für den anderen nicht. Allgemein rät das Ayurveda, darauf zu achten, welche Wirkung Kaffee auf einen persönlich hat, und dann zu beschließen, ob man weiter wie gewohnt Kaffee trinken, den Kaffeekonsum reduzieren oder Kaffee ganz streichen will. Wer Kaffee als Energie-Kick braucht, sollte sich die Qualität des Nachtschlafs und die Aktivitätslevels im Lauf des Tages ansehen. Für ausgeprägte Vata-Typen kann es am besten sein, Kaffee ganz zu vermeiden und durch Ingwertee zu ersetzen. Bei ihnen kann Kaffee nämlich zu Unkonzentriertheit und Schlafproblemen führen. Auch Pitta-Typen tun manchmal gut daran, Kaffee – bis auf die eine Tasse als »Starthilfe« nach dem Frühstück – zu meiden, da er bei diesem Typ zu Gereiztheit und verstärktem Magensäure-Reflux führen kann. Kapha-Typen profitieren unter Umständen von der stimulierenden Wirkung des Kaffees, und sein harntreibender Effekt kann trocknend auf das schwere, nasse Wesen des Kapha-Doshas wirken.

In Ayurveda-Lehrbüchern steht, dass Alkohol schnell Herz und Geist erreicht und dass Alkoholkonsum mit der Zeit zu Unruhe und Stumpfheit führt. Im traditionellen Ayurveda heißt es auch, Alkohol sei in Maßen zu konsumieren und der Alkoholgenuss immer in Zusammenhang mit den Eigenschaften der begleitenden Speisen und Getränke, dem Alter des Konsumenten, seiner Verdauungskraft, seinem momentanen Gesundheitszustand, der Jahreszeit und sogar der Tageszeit zu betrachten. Dem Vata-Typ wird der beruhigenden Wirkung wegen alkoholarmes Süßbier oder Süß- bzw. Pflaumenwein empfohlen. Für den Pitta-Typ eignet sich bitterer oder adstringierender Weißwein wie etwa Chardonnay zur Kühlung. Für den Kapha-Typ ist trockener Rotwein zur Stimulierung der Feuer angebracht. Die ayurvedische Ausschankmenge für Wein ist 2–4 cl – so viel wie ein einfacher bzw. doppelter Schnaps – statt des im Westen üblichen Achtelliters. Alles in allem wird im Ayurveda geraten, bei der Entscheidung für oder gegen Alkohol den eigenen Körper, die eigene Geschichte und die eigene Situation zu berücksichtigen. Beobachte also deine Reaktion und richte deine Entscheidungen am besten danach aus.

## AYURVEDA UND UNSER MODERNES LEBEN

Ich habe Ayurveda als junge Yoga-Lehrerin mit Anfang zwanzig entdeckt. Anfangs war ich ziemlich ratlos, wie ich die alte Lehre so in mein Leben integrieren sollte, dass sie eine praktikable und respektvolle Verbindung mit der Tradition einging, aus der ich kam. Ich war eine junge Frau aus dem Mittleren Westen, die in New York lebte, einen Sari trug, Räucherstäbchen anzündete und Linsen kochte. Mein »Zuhause« war eine Yoga-Szene, die sich ähnlich verhielt. Manche gingen sogar so weit, sich einen Sanskrit-Namen zuzulegen. Ich wollte ja nicht über meine Mitsuchenden urteilen, aber für mich fühlte sich das alles irgendwie seltsam an, und ich wusste, ich musste einen besseren Weg finden.

Inzwischen ist Ayurveda ein Wellness-Trend. Es gibt westliche Ayurveda-Experten, die regelmäßig nach Indien reisen, um ihre Studien voranzutreiben. Das ist sicher ein lobenswertes Unterfangen, aber richtig interessant wird es, wenn es darum geht, uns hier die alten Praktiken zu vermitteln, ohne die Kultur, aus der das Ayurveda stammt, zu romantisieren oder zu vereinnahmen. Als ich mich damals ins Studium des Ayurveda stürzte, fragte ich mich, ob ich wohl indisch kochen lernen müsste, um Ayurveda in meinem Leben anzuwenden. Diese Frage hat mich eine ganze Weile umgetrieben, und ich hatte Angst, dass sie irgendwie ungehörig sein könnte oder dass man mich für faul halten würde, wenn ich sie stellte. Als ich schließlich meinen Mut zusammennahm und ein paar Ayurveda-Experten fragte, erfuhr ich zu meiner Erleichterung, nein, das müsse man nicht. Man könne den Prozess und die Prinzipien des Ayurveda auf so gut wie jede Küche und Kultur anwenden und der eigenen Lebensweise anpassen.

Die Entdeckung, wie flexibel Ayurveda ist, führte bei mir zu einem tieferen Verständnis, und heute verbreite ich diese Botschaft mit Freuden weiter. Die Schönheit der ayurvedischen Praktiken liegt darin, dass der Prozess das Wichtige ist und sie im Einzelnen nicht kulturgebunden sind. Beim Kochen und Essen geht es ebenso sehr um das Ritual wie um die konkreten Rezepte und Speisen. Das ayurvedische Essen selbst ist nährend, aber erst wenn wir die Rituale der Zubereitung, des Kochens und des Essens zu bestimmten Tageszeiten miteinbeziehen, erhalten wir das ganze Bild. Es kommt auch auf das Mindset an. Nach der Lehre des Ayurveda wird Essen nicht richtig verdaut, wenn man Kummer, Sorgen oder Ärger in sich trägt oder zu viel oder zu wenig schläft.

Bei uns zu Hause in Illinois war das Mittagessen *die* Mahlzeit des Tages, zubereitet von meiner Oma und meiner Mutter für meine Onkel, wenn sie für die Mittagspause auf die Farm zurückkamen. Farmer gehen vor Sonnenaufgang zur Arbeit hinaus, und mittags haben sie schon einen langen Arbeitstag hinter sich, von dem sie sich erholen müssen. Bei dieser Mahlzeit ging es darum, sie mit »Treibstoff« für den Rest des Tages zu versorgen, aber es ging auch um das Ritual. Zuflucht, Ruhe, Familie und Fürsorge, das waren die entscheidenden Bestandteile neben Stampfkartoffeln, Nudeln und Braten. Diese Mittagspause gab ihnen die benötigte Erholung und stärkte sie für die Fortsetzung der Feldarbeit bis Sonnenuntergang. Außerdem war es praktisch, mittags Pause zu machen, wenn die Sonne am höchsten steht und am heißesten brennt.

Die meisten von uns sind keine Farmer und brauchen wahrscheinlich nicht so ein herzhaftes Mittagessen wie meine Onkel damals, aber wir alle können eigene Rituale pflegen, die unserer Lebensweise förderlich sind. Wir sollten uns klarmachen, dass diese Rituale für die Gesundheit genauso wichtig sind wie die Bestandteile und heilenden Eigenschaften des Essens, das wir zu uns nehmen. Wenn du jemand bist, der oft schnell nebenbei isst, dann denk mal drüber nach, ob du dir nicht die Zeit nehmen willst, dich hinzusetzen und dein Essen wirklich zu genießen. Statt dir zum Mittagessen ein Sandwich zu schnappen und es vor deinem Arbeitscomputer hinunterzuschlingen, könntest du ja vielleicht an einem Gemeinschaftstisch in einem nahe gelegenen Café essen oder eine Arbeitskollegin zum gemeinsamen Mittagessen einladen. So gibst du deinem Körper die Zeit, die er braucht, um sich zu erholen und um zu verdauen, und außerdem kannst du dich mit anderen unterhalten.

Der eigentliche Sinn des Ayurveda ist es, durch Selbsterkenntnis, Ernährung und Rituale ein optimales Gleichgewicht in unser Leben zu bringen. Es geht darum, zu entschleunigen und sich auf den Rhythmus des Lebens einzulassen, statt immer so busy wie möglich sein zu wollen. Es geht darum, den Wert jeder Lebenssekunde zu erkennen, statt uns bis an die Grenzen zu pushen und erst dann lockerzulassen, wenn wir ausgebrannt sind. Es geht darum zu lernen, was es heißt, dir selbst nährende Fürsorge zukommen zu lassen und am natürlichen Fluss des Lebens teilzuhaben. Das ist es, was ich dir nahebringen will und was du im Hinterkopf behalten solltest, wenn wir jetzt an den Neustart-Teil dieses Kapitels gehen.

Okay, Zeit für den Neustart! Versuche in diesem Teil bitte, die Ziele, die du dir am Anfang des Kapitels gesteckt hast, fest im Auge zu behalten und dich vom Ayurveda leiten zu lassen, ohne dich dogmatisch daran zu klammern. Du gehst diesen Weg, um etwas für deine Gesundheit und dein Wohlbefinden zu tun, und nicht, um dich einem System oder einer Ernährungsweise zu unterwerfen.

# CLEAN EATING – Gesund essen

Sich von vollwertigen, frischen, regional erzeugten Nahrungsmitteln zu ernähren ist super, denn Nachhaltigkeit trifft sich mit einem Hauptprinzip des Ayurveda. Prana, wie die Lebensenergie im Ayurveda heißt, hat mit der Energie zu tun, die du besitzt, und mit der Energie dessen, was du zu dir nimmst. Reich an Prana sind Nahrungserzeugnisse, die frisch geerntet sind. Im Ayurveda gilt, dass vom Zeitpunkt der Ernte an das Prana langsam schwindet. Auf dem Wochenmarkt einzukaufen, im Supermarkt auf regionale Herkunft zu achten oder auch einen Teil deines Gemüses selbst zu ziehen stärkt deine Lebensenergie. Wenn du je einen Apfel direkt vom Baum oder eine Erdbeere direkt vom Feld gegessen hast, weißt du ja, wie lecker frische Früchte schmecken und welche Lebensenergie von ihnen ausgeht. Sich auf diese Art zu ernähren ist so einfach, aber wir lassen uns von der Annehmlichkeit verwirren, so ziemlich alles essen zu können, was wir wollen und wann wir es wollen. Nahrungsmittel werden um die ganze Welt transportiert beziehungsweise außerhalb ihrer Saison im Treibhaus gezogen, aber dieser Schein-Luxus geht auf Kosten unserer Umwelt und unserer Gesundheit. Wir sollten regional und saisonal kaufen und essen, um unsere Lebenskraft zu stärken.

# Checke täglich, wie du dich fühlst

Nach Abschluss deines 28-tägigen Geist-Körper-Detox ist es völlig okay – und sogar gesund –, dir ab und zu mal eine süße Leckerei oder eine Art von »Fun-Food« zu gönnen, das gegen die Regeln verstößt. Maßhalten ist das Entscheidende. Du willst ja auch nach den vier Wochen nach diesen Leitlinien leben, und diese Art Genüsse sollten die Ausnahme sein, nicht die Regel. Es geht um Balance. Das Ziel ist nicht Restriktion. Das Ziel ist Zufriedenheit mit dir selbst und damit, wie du dich durch deine Ernährung fühlst.

Während der gesamten Woche 3 solltest du unbedingt ein Mal täglich in dich hineinhorchen und feststellen, wie du dich fühlst, körperlich und emotional. Hast du das Gefühl, dir wird etwas weggenommen? Versuchst du mit Gewalt gegen deine Essgelüste anzugehen? Wenn ja, verbinde dich wieder mit dir selbst und mit deinen Zielen, indem du eine der Meditationsübungen aus Kapitel 1 machst. Wenn wir gestresst oder mental aus dem Gleichgewicht sind, ist die Wahrscheinlichkeit höher, dass wir zu Junkfood oder zu einer denaturierten Leckerei greifen und von unseren Zielen abkommen. Aber das ist nur eine Augenblickslösung, mehr nicht. Es trägt nichts dazu bei, dass wir uns langfristig so fühlen, wie wir uns fühlen wollen.

## REGELN FÜR GESUNDES ESSEN

Aber jetzt geht's frisch und mutig zu meinen Regeln für gesundes Essen, die du in Woche 3 befolgen wirst und an denen wir alle unsere Ernährung langfristig ausrichten sollten.

### Regel 1:
### Iss frisch, regional und bio

Eine natürliche, regionale Ernährung ist gut für dich und gut für unsere Welt. Geh auf den Wochenmarkt, und du wirst den leuchtenden Farben kaum widerstehen können. Überall locken frisches Obst und Gemüse, selbst gebackenes Brot und selbst gemachte Marmeladen! Selbstverständlich kannst du dich auch natürlich und regional ernähren, wenn du im nächsten Supermarkt einkaufst – du musst nur darauf achten, was du kaufst und wo es herkommt. Viele Nahrungsmittel sind entsprechend gekennzeichnet, wir achten nur nicht immer darauf.

Die Environmental Working Group (EWG) ist eine vertrauenswürdige amerikanische Aktivistengruppe, die über Praktiken der Lebensmittelproduktion, Pestizide, Einsatz von Gentechnik etc. und die Auswirkungen auf unsere Gesundheit informiert. Auf ihrer Website www.ewg.org kannst du dich über Themen wie Trinkwassersicherheit, Gesundheitsgefahren, Toxine, Chemikalien, Konsumartikel, Kosmetika, Energiefragen und Kindergesundheit auf dem Laufenden halten. Laut EWG gibt es erwiesene Zusammenhänge zwischen Pestiziden und einer Reihe von Gesundheitsproblemen wie etwa der Schädigung von Gehirn und Nervensystem, aber auch Krebs und Hormonstörungen. Die EWG hat eine Liste veröffentlicht mit dem Titel »The Dirty Dozen« – das dreckige Dutzend. Diese Liste enthält die konventionell produzierten Agrarerzeugnisse mit den höchsten Pestizidrückständen. Du tust also gut daran, bei diesen Ost- und Gemüsesorten die Bio-Version zu kaufen. Natürlich ist es am besten, überhaupt nur Bioprodukte zu kaufen, aber wenn du nicht die Möglichkeit oder das Geld dazu hast, ist diese Liste eine wertvolle Hilfe.

## DAS DRECKIGE DUTZEND

Erdbeeren  
Spinat  
Grünkohl  
Nektarinen  
Äpfel  
Trauben  
Pfirsiche  
Kirschen  

Birnen  
Tomaten  
Sellerie  
Kartoffeln  

Hinzu kommen als Nr. 13 noch Peperoni.

Die EWG veröffentlichte noch eine zweite Liste: »The Clean Fifteen« – die sauberen Fünfzehn. Hier sind die konventionell erzeugten Landwirtschaftsprodukte aufgeführt, die die geringsten Mengen an Pestiziden enthalten, was mit den verwendeten Chemikalien und anderen produktspezifischen Faktoren zu tun hat. Die Liste wird jährlich aktualisiert, darum informiere dich auf der Website über den aktuellen Stand. Laut EWG kann man sich bei folgenden Erzeugnissen für konventionell angebaut statt für bio entscheiden, wenn man seinen Geldbeutel schonen muss.

## DIE SAUBEREN FÜNFZEHN

Avocados  
Zuckermais  
Ananas  
Tiefkühl-Zuckererbsen  
Zwiebeln  
Papaya  
Auberginen  
Spargel  

Kiwis  
Rotkohl und Weißkohl  
Blumenkohl  
Cantaloupe-Melonen  
Brokkoli  
Champignons  
Honigmelonen  

Als ich vor fünfzehn Jahren anfing, vermehrt Bio-Erzeugnisse zu kaufen, stellte ich fest, dass mein Einkaufskorb plötzlich mehr Obst und Gemüse und weniger Fertigprodukte enthielt als vorher. Ich wollte mehr Energie haben, seltener krank werden und mir abgewöhnen, Koffein und Zucker zu konsumieren, um in Schwung zu bleiben. Ich achtete jetzt darauf, wann wo Wochenmarkt war, entdeckte die tollsten regional erzeugten Nahrungsmittel und lernte auch die Erzeuger selbst kennen. Es hat seine eigene Magie, in Kontakt mit dem zu sein, was man zu sich nimmt. Und wenn du denkst, regional und bio zu kaufen sei teurer, wirst du staunen, wie viel Geld du sparst, wenn du dein Essen aus frischen Zutaten zubereitest statt aus Fertigprodukten.

Michael Pollan, ein gefragter Guru auf diesem Gebiet, rät, nur in den Randbereichen des Supermarkts einzukaufen, weil dort die »echten« Nahrungsmittel sind (also Obst und Gemüse, Milchprodukte und Fleisch). Die zentralen Gänge solle man meiden, denn dort befinde sich das verarbeitete Zeug, Fertigprodukte, die schnell Kalorien liefern, aber nicht viel für die Gesundheit tun.

*Fleisch und Milchprodukte*

Durch den weltweiten Trend zu mehr Gesundheits- und Umweltbewusstsein ist es inzwischen weitverbreitet, weniger Fleisch und Milchprodukte zu konsumieren oder sich sogar vegan zu ernähren. Wenn du Fleisch und Milchprodukte zu dir nehmen möchtest, ist es gesünder für dich und für die Umwelt, auch da regional, bio und hormonfrei zu kaufen und die Finger von industriell erzeugten tierischen Produkten zu lassen. Ob du solche Nahrungsmittel verzehren solltest, hängt im Ayurveda von deiner Konstitution und deinen gesundheitlichen Erfordernissen ab und ist letztlich natürlich eine persönliche Entscheidung. Auch deine Religion und deine Werte spielen da hinein. Bedenkenswert ist aber auch, was die moderne Wissenschaft über die gesundheitlichen Auswirkungen von Fleisch und Milchprodukten herausgefunden hat. *The China Study*, ein Sachbuch, basierend auf einer über 20 Jahre durchgeführten Studie der Chinesischen Akademie für Präventivmedizin, die von der Cornell University und der Universität Oxford unterstützt wurde, illustriert den Zusammenhang zwischen dem Verzehr von tierischen Produkten (einschließlich Milchprodukten) und chronischen Erkrankungen wie koronare Herzkrankheit, Diabetes, Brust-, Prostata- und Darmkrebs.

Im Ayurveda wird empfohlen, Fleisch in Maßen zu verzehren, und zwar nicht täglich, sondern am besten gelegentlich als Teil der Mittagsmahlzeit, damit viel Zeit für die Verdauung bleibt. Eier sind laut Ayurveda schwer verdaulich, aber sehr nahrhaft, und Menschen mit starker Verdauungskraft können sie zu einem regelmäßigen Bestandteil ihrer Ernährung machen. Obwohl pflanzlicher Milchersatz und milchfreier Käse immer beliebter werden, gelten im Ayurveda weiterhin Milch, Joghurt und Ghee als zuträglich. Empfohlen werden Weide-Milch in Bio-Qualität, am besten unbehandelt, und entsprechende Milchprodukte. Es ist wichtig, die alte Lehre des Ayurveda im Licht dessen zu betrachten, was die moderne Wissenschaft sagt, mit gesundem Menschenverstand an die Dinge heranzugehen und natürlich den Arzt oder die Ärztin in Ernährungsentscheidungen einzubeziehen.

Es kann sein, dass in naher Zukunft maßgebliche Ayurveda-Experten die alte Ernährungslehre nach neueren wissenschaftlichen Erkenntnissen modernisieren werden. Aber wie dem auch sei: Empfehlenswert sind auf jeden Fall naturbelassene, frische Nahrungsmittel aus regionaler Erzeugung, frei von Pestiziden und Zusatzstoffen. Ayurveda ist lange vor der industriellen Landwirtschaft und Nahrungsmittelproduktion entstanden. Heute gibt es so viele Fertigprodukte und sonstige Faktoren, die uns davon abbringen können, gesunde Ernährungsentscheidungen zu treffen. Wie das Ayurveda sagt: Die wichtigste Zutat für dein Wohlbefinden bist *du*. Also denke kritisch über deine Ernährungsentscheidungen nach, lass dich regelmäßig ärztlich durchchecken und passe deine Ernährung deinen individuellen Bedürfnissen an.

## Regel 2:
### Hüte dich vor Hypes

Es ist verlockend, sich von immer neuen Hypes um »gesunde« Nahrungsmittel mitreißen zu lassen. Doch man braucht gar nicht so weit zurückzublicken, um sich vor Augen zu führen, was dabei herauskommen kann. Ich sage nur: Olestra in den 1990er-Jahren. Olestra war ein kalorienfreier Fett-Ersatz, der 1996 in den USA für die Herstellung von Snacks wie Kartoffel- und Maischips zugelassen wurde. Klingt zu schön, um wahr zu sein, oder? War es auch. Aufgrund der Nebenwirkungen mussten schließlich alle Olestra-

Produkte mit folgendem Warnhinweis versehen werden: »Dieses Produkt enthält Olestra. Olestra kann Bauchkrämpfe und Durchfall verursachen.« Das machte der Beliebtheit von Olestra bald schon den Garaus. Ich weiß noch, dass ich auf der Highschool war, als der Hype aufkam. Ich probierte die Chips und erlebte die heftigen Bauchkrämpfe am eigenen Leib. Nie wieder!

Heute gibt es jede Menge solcher zweifelhaften Hypes. Essbares Collagen beispielsweise ist ein teures Nahrungsergänzungsmittel, das gesündere Haut, Haare und Nägel verspricht und als Pulver im Smoothie oder Kaffee oder in Pillenform eingenommen werden kann. Es gibt kaum Belege dafür, dass das Zeug etwas bewirkt. Mediziner sind skeptisch, weil das Collagenpulver im Verdauungstrakt aufgeschlossen wird, ehe es überhaupt in die Haut gelangen kann. Doch obwohl keine schlüssigen Forschungsergebnisse vorliegen, ist das Produkt populär.

Und überhaupt boomt die Nahrungsergänzungsmittel-Industrie: Pillen, Pülverchen und Tränke werden mit einem Haufen Wellness-Versprechungen vermarktet – besserer Schlaf, Anti-Aging, Minderung von Nervosität und Anspannung, Darmgesundheit, Fruchtbarkeit und anderes mehr. Und doch war die Nahrungsergänzungsmittel-Industrie in den USA bis 2019 nicht behördlich reguliert, was hieß, dass die Hersteller ihre Produkte bewerben konnten, ohne ihre Behauptungen mit irgendwelchen Forschungs- oder Testergebnissen belegen zu müssen. Die Folge ist, dass Millionen Menschen Nahrungsergänzungsmittel nehmen, die vielleicht gar nichts nützen und womöglich sogar schädlich sind. Also sei klug – sprich immer mit einer Ärztin oder einem Heilpraktiker deines Vertrauens, bevor du ein neues Nahrungsergänzungsmittel oder sonst irgendein trendiges Gesundheitsprodukt testest.

## Regel 3:
## Iss, wie es für die Verdauung und den natürlichen Tageslauf gut ist

Diese Regel ist ein Prinzip des Ayurveda, kommt aber auch in vielen mediterranen Kulturen wie etwa Spanien zum Tragen, wo man ein ausgiebiges Mittagessen zu sich nimmt und dann Siesta hält. In Amerika ist das nicht üblich, aber es wäre keine schlechte Idee.

Im Ayurveda sollte das Frühstück leicht sein, sodass es dem Körper zwar Energie zuführt, ihn aber nicht durch Verdauungsaufgaben belastet und bremst. Die schwerste Mahlzeit ist das Mittagessen, weil dann der Körper den Rest des Tages Zeit hat, die Nahrung richtig zu verdauen. Das Abendessen ist leichter als das Mittagessen, damit das Verdauungssystem ruhen kann, während man schläft. Meine Großmutter isst so – eine Gewohnheit, geprägt durch das Leben auf einer Farm. Mit ihren neunzig Jahren wacht sie um vier Uhr morgens auf und fängt an, voller Energie ihre berühmten Quilts zu nähen. Als Frühstück nimmt sie Kaffee und etwas Leichtes zu sich, zum Beispiel Toast mit Erdnussbutter. Sie arbeitet bis mittags an ihren Quilts, dann kommen gewöhnlich Verwandte zu einer größeren Tischrunde zusammen, und alle nehmen sich Zeit für Gespräche und eine Ruhepause. Zum Mittagessen kommen bei ihr Speisen wie Obstsalat, Suppe, Braten, Brot und Stampfkartoffeln auf den Tisch. Danach macht sie ihr Nickerchen. Dann geht es wieder an die Arbeit. Zum Abendessen um 17 oder 18 Uhr gibt es etwas Leichtes, meist Reste vom Mittagessen. Meine Großmutter kennt die Prinzipien des Ayurveda nicht, aber ihr Tageslauf und ihre Ess- und Arbeitsgewohnheiten gleichen denen der alten Lehre aufs Haar.

Der beschriebene Essrhythmus folgt dem Tagesfluss, aber viele Menschen setzen sich heute über die natürlichen Abläufe hinweg, um ihren hektischen Zeitplan einzuhalten. Es mag ja für die meisten von uns unrealistisch sein, bei Tagesanbruch aufzustehen und mitten am Tag ein ausgiebiges, geruhsames Mittagsmahl einzunehmen. Aber zumindest sollten wir es vermeiden, mittags hastig etwas vor dem Computer zu verdrücken. Dafür sollte das Mittagessen eine richtige Mahlzeit sein, die verhindert, dass wir bis zum Abendessen total ausgehungert sind. Wir können auch versuchen, am Abend schon früher herunterzuschalten, ein leichtes Abendessen zu uns zu nehmen und nicht spät noch irgendeinen Snack hinterherzuschieben. Dann schlafen wir besser und fühlen uns am Morgen ausgeruhter. Wir alle profitieren davon, wenn wir auf die Bedürfnisse des Körpers hören und unser Leben entsprechend vereinfachen.

# Intervallfasten

Intervallfasten leitet sich aus dem Ayurveda ab, das empfiehlt, die Hauptmahlzeit mittags zu halten, Snacks zwischendurch zu vermeiden und zum Abendessen nur etwas Leichtes zu sich zu nehmen, damit das Verdauungssystem eine echte Ruhepause hat. In jüngerer Zeit stützen auch wissenschaftliche Erkenntnisse das Intervallfasten, und so ist es in den letzten Jahren zu einem regelrechten Trend geworden. Es gibt Belege dafür, dass Intervallfasten Gewichtsabnahme und Zellreparatur fördert, Entzündungen hemmt und das Risiko bestimmter Krankheiten verringert. Die Wirkung beruht darauf, dass zwischen den Mahlzeiten (solange wir keine Snacks zu uns nehmen) unser Insulinspiegel sinkt und unsere Fettzellen den von ihnen gespeicherten Zucker als Energie freisetzen können. Diese Energie würde sonst als Fett gespeichert. Die Grundidee des Intervallfastens ist, unseren Glukosespiegel so weit absinken zu lassen, dass wir zur Fettverbrennung übergehen. Außerdem kommt so auch unsere Insulinproduktion zwischendurch zur Ruhe, was gut zur Diabetes-Vorbeugung ist.

Die mildeste Version des Intervallfastens ist das sogenannte »Time Restricted Feeding« oder die 16:8-Methode. Das bedeutet, jeden Tag nur innerhalb eines Zeitfensters von 8 Stunden zu essen und die übrigen 16 Stunden (gewöhnlich zwischen Abendessen und Frühstück) zu fasten, damit die Verdauung eine Ruhepause hat und der Insulinspiegel absinken kann. Es gibt diverse extremere Versionen des Intervallfastens, die du allesamt nicht ohne ärztlichen Rat ausprobieren solltest. Menschen mit akuten oder überwundenen Essstörungen, Schwangere und stillende Mütter sollten nicht intervallfasten.

Ich praktiziere eine sanftere, vereinfachte Version und würde dir raten, es auch einmal auszuprobieren, wenn es sich mit deiner Lebensweise verträgt: Verzichte abends auf einen Snack und plane deinen Abend so, dass dein Abendessen früh stattfindet. Ich esse gewöhnlich zwischen 17 und 18 Uhr zu Abend und dann nach Möglichkeit nichts mehr. Ich habe festgestellt, dass ich dann besser schlafe und morgens mehr Energie habe. Auch meine Gier nach Süßem während des Tages hat erheblich nachgelassen. Früher hatte ich vor dem Schlafengehen immer Heißhunger auf Eiscreme und löffelte dann eine große Schale Eis aus. Danach konnte ich nur schwer einschlafen, war morgens groggy und fühlte mich aufgebläht. Mir geht es nicht ums Abnehmen, aber durch das Intervallfasten sind meine Mahlzeiten qualitativ besser geworden, und ich habe morgens mehr Energie. Wenn Gewichtsabnahme zu deinen Gesundheitszielen gehört, kann Intervallfasten eine tolle, nachhaltige Veränderung bewirken. Aber betrachte es als einen maßvollen Weg, etwas für deine Gesundheit und dein Wohlbefinden zu tun, und nicht als eine schnelle Wunderdiät.

**Regel 4:
Erkunde die heilende Wirkung von Gewürzen**

Gewürze sind fantastisch, weil sie dein Essen noch schmackhafter machen, und außerdem haben sie heilende Eigenschaften. Hier sind ein paar von meinen Lieblingsgewürzen:

*Zimt* – balanciert den Blutzucker aus, enthält Antioxidantien, wirkt entzündungshemmend und kann das Risiko von Herzerkrankungen senken. Ich reibe gern etwas Zimt auf Bratäpfel, Haferflocken und Reisgerichte oder gebe eine Zimtstange in meinen Tee.

*Kurkuma* – ist wegen seiner antioxidativen und entzündungshemmenden Wirkung die Mutter der gesunden Gewürze. Studien zeigen, dass es die Gesundheit praktisch aller Organe schützt und fördert. Genieße Kurkuma in Reisgerichten, über Gemüse gestreut, in Suppen und Salatsoßen.

*Ingwer* – im Ayurveda »Universalmedizin« (Vishwabeshaja) genannt, ist ein Super-Hausmittel mit Pfiff. Ingwer regt den Kreislauf an, bekämpft Erkältungen und unterstützt die Verdauung. Ich reibe Ingwer gern auf Gemüsepfannen, Reisgerichte und Suppen sowie in Tee und Smoothies.

*Kreuzkümmel* – wird in der mediterranen, mexikanischen, arabischen und indischen Küche viel benutzt und hat eine Fülle an gesundheitsfördernden Eigenschaften. Unter anderem senkt er Blutzucker- und Cholesterinspiegel, regt die Verdauung an und ist ein Eisenlieferant. Vor dem Schlafengehen im Tee genossen, sorgt er auch für guten Schlaf. Kreuzkümmel (auch Kumin genannt) kannst du in Suppen, Soßen und Salatsoßen geben.

*Koriander* – heißen die Samen dieser Gewürzpflanze, ihre frischen Blätter werden auch Cilantro genannt. Beides sind milde Gewürze, die ein gereiztes Verdauungssystem beruhigen können. Sie machen sich gut in Reisgerichten, an Backofengemüse und Salaten.

**Regel 5:**
**Koche dein Essen selbst**

Kochen ist mit das Beste, was du für dein Wohlbefinden tun kannst. Du brauchst keine Spitzenköchin zu sein, um Lust an der Zubereitung deines Essens zu entwickeln. Fang mit einer Mahlzeit pro Woche an – vielleicht dem Sonntagsessen – und schau, wohin das führt. Kochen kann eine tolle Gesundheitsaktivität sein, die Kreativität weckt und Stress reduziert. Du kannst dabei entschleunigen und wieder mit dir selbst in Kontakt kommen.

Meine Mom neckt mich immer damit, dass ich mich als Mädchen überhaupt nicht fürs Kochen interessiert habe und es jetzt so eine wichtige Rolle für mich spielt. Die Veränderung kam, als ich durch den Stress in meinem Leben an meine Belastungsgrenze geriet und mich besser fühlen wollte. Ich nahm mir fest vor, mehr frisches Obst und Gemüse und gesunde Körnernahrung zu kaufen, und fing an, im Freundeskreis nach Rezepten zu fragen. Ich suchte auch selbst nach neuen Rezepten. Dann – und das war entscheidend – vereinfachte ich die Rezepte und tauschte Zutaten aus, um eine eigene Version zu kreieren, die mir schmeckte. Die Freiheit, selbst Rezepte zu erfinden, führte dazu, dass ich riesigen Spaß am Kochen bekam.

Damit du fröhlich drauflosimprovisieren kannst, musst du einen Grundstock an Zutaten in deiner Küche haben. Darüber hinaus empfehle ich dir, einmal in der Woche einkaufen zu gehen, je nachdem, was du in der betreffenden Woche kochen möchtest. Hier eine Liste meiner Grundvorräte, an der du dich orientieren kannst. Wenn ich diese Dinge im Haus habe, kann ich problemlos Mahlzeiten für eine größere Runde oder aber etwas Einfaches, Schnelles für mich selbst zubereiten.

## GEWÜRZE

Zimt
Kurkuma
Ingwer – frische Knollen
Meersalz

Schwarzer Pfeffer
Rote Paprikaflocken
Kreuzkümmel
Koriander

## SPEISEKAMMER/ VORRATSSCHRANK

Haferflocken
Basmati-Reis
Mungbohnen
Nudeln
Reisnudeln
Schwarze Bohnen
Cashewkerne
Mandeln
Erdnussbutter
Honig
Tee
Olivenöl
Kokosöl

## ARBEITSPLATTE

Äpfel
Bananen
Tomaten
Kartoffeln
Frisches Brot

## KÜHLSCHRANK

Hafermilch
Blattgemüse (der Saison)
Sellerie
Zitronen
Limetten
Champignons
Karotten
Brokkoli
Joghurt (aus Kokosmilch)
Zwiebeln
Knoblauch

### Regel 6:
### Iss möglichst in Gemeinschaft

Gemeinsames Essen ist tief in unserer Geschichte und unserer kulturellen DNA verankert, aber in unserem hektischen modernen Leben ist uns diese schöne Sitte entglitten: Viele von uns essen allein oder sogar im Stehen oder Gehen. Untersuchungen der Universität Oxford belegen: Je öfter Menschen zusammen mit anderen essen, desto größer ist die Wahrscheinlichkeit, dass sie mit ihrem Leben glücklich und zufrieden sind. Menschen, die in Gesellschaft essen, haben statistisch ein besseres Selbstwertgefühl und ein ausgedehnteres soziales Netzwerk, das ihnen soziale und emotionale Unterstützung geben kann.

Das Ayurveda erinnert uns daran, dass ein gesunder Geist nötig ist, um richtig zu verdauen. In ayurvedischen Texten steht nicht viel über das Essen in Gemeinschaft, wahrscheinlich, weil es in ihrer Entstehungszeit unvorstellbar war, beim Essen an einem Schreibtisch zu sitzen oder zu einem Meeting zu hetzen. Mit Familienmitgliedern, Freunden und Nachbarn das Brot zu brechen und das Essen zu teilen war von jeher zentral für das Überleben der Menschen, physisch wie sozial. Erst in modernen Zeiten sind wir um unserer eng getakteten Zeitpläne willen von dieser simplen Gesundheitspraktik abgewichen. Jede Mahlzeit in Gemeinschaft einzunehmen mag unrealistisch sein, aber wir sollten unserem Wohlbefinden zuliebe so oft wie möglich mit anderen zusammen essen und dem eine ähnlich hohe Priorität einräumen wie unseren Meditations- und Bewegungsübungen.

### Regel 7:
### Iss saisonal

Saisonal essen heißt, Nahrungsmittel in der Jahreszeit zu sich zu nehmen, in der sie dort, wo man lebt, natürlicherweise geerntet werden. Laut dem Ayurveda hilft uns saisonale Ernährung, den Lauf des Jahres mitzuvollziehen und uns zu jeder Jahreszeit wohlzufühlen. Jede Jahreszeit entspricht im Ayurveda einem Dosha. Im Sommer, der Pitta-Jahreszeit, werden kühlende Nahrungsmittel wie frisches Obst und Salate empfohlen. Im Herbst und Frühwinter, der Vata-Jahreszeit, wird zu wärmeren, nahrhafteren Speisen wie Suppen, Schmortöpfen und geröstetem Wurzelgemüse (aus dem Backofen) geraten. Im Spätwinter und beginnenden Frühjahr, der Kapha-Jahreszeit, sind warme gekochte, leicht fette und würzige Speisen angesagt.

Saisonal zu essen hilft uns, mit der Natur und dem Rhythmus der Jahreszeiten zu gehen. Und es hilft uns auch, mit dem in Verbindung zu sein, was in der Welt um uns herum passiert. Außerdem unterstützt es die lokale Wirtschaft und ist besser für die Umwelt. Auf dem Wochenmarkt einzukaufen oder die Mitgliedschaft in einem lokalen Netzwerk für solidarische Landwirtschaft ist eine tolle Möglichkeit zu lernen, welche Landwirtschaftsprodukte in welcher Jahreszeit geerntet werden. Durch einen eigenen

Garten oder eine kleine grüne Ecke im Hof oder auf der Terrasse (notfalls im Blumenkasten!) kannst du ebenfalls viel über Anbauprozesse lernen und außerdem die Früchte deiner Arbeit genießen. Sogar auf der Fensterbank kannst du Kräuter wie Basilikum, Pfefferminze und Oregano ziehen, aber auch Tomaten, grüne Bohnen und Salatgrün. Wenn dich der Gedanke, Obst und Gemüse selbst anzubauen, einschüchtert, fang mit einem Kräutergärtchen an!

## Vorschläge und Rezepte – Nahrung für das ganze Selbst

Für mich als Yoga-Lehrerin und ehemalige Tänzerin war Bewegung immer das wichtigste Mittel, um mit meinem Inneren in Verbindung zu bleiben und mein Wohlbefinden zu steigern. Doch je mehr Zeit ich darauf verwende, die heilenden Kräfte der Nahrung zu erkunden – nicht nur zu essen, was ich gern mag, sondern es auch selbst einzukaufen oder zu pflanzen, zuzubereiten und mit anderen zu teilen –, desto klarer wird mir, dass die Ernährung der wichtigste Faktor für unser generelles Wohlbefinden ist. Auch wenn wir noch so viel meditieren, Yoga machen und unser Leben ausmisten – wenn wir ein Schnell-schnell-Verhältnis zum Essen haben, leben wir nicht wirklich gut und gesund.

»Essen ist Treibstoff« ist ein populärer Spruch, aber kein hilfreicher. Wenn wir Essen nur als Treibstoff betrachten, fällt die Frage weg, wie es uns ganzheitlich stärken kann. Manche Leute erklären, Kochen sei überflüssig oder »nicht ihr Ding«, entweder weil es sie nicht interessiert oder weil sie angeblich keine Zeit dafür haben. Okay, aber haben sie auch für Fitness oder Duschen keine Zeit? Kochen und gut essen sind ein wesentliches Element der Fürsorge für den eigenen Körper!

Vor diesem Hintergrund hier nun meine Lieblingsrezepte für heilende und nährende Speisen und Getränke, die dir helfen, Körper, Geist und Seele ins Gleichgewicht zu bringen. Die folgenden Rezepte sind allesamt vegetarisch und vom Ayurveda inspiriert, aber du kannst natürlich jederzeit Fleisch oder eine Proteinquelle wie etwa Tofu hinzufügen. Ich empfehle dir, dich in dieser Detox-Zeit »sauber« zu ernähren, also möglichst vollwertige, unverarbeitete Bionahrungsmittel zu dir zu nehmen. Ich will dich nicht missionieren. Du sollst dich nicht unbedingt auf eine rein pflanzenbasierte Ernährungsform umstellen, außer es interessiert dich, wie sich das auf dein persönliches Wohlbefinden auswirkt. Der gesundheitliche Nutzen einer fleisch- und milcharmen Ernährung ist inzwischen weithin anerkannt. Vor einer grundlegenden Ernährungsumstellung solltest du jedoch unbedingt mit einer Ärztin oder einem Heilpraktiker über deine speziellen Bedürfnisse sprechen. Versuche in Woche 3 deines Neustarts, einige deiner üblichen Mahlzeiten und Snacks durch die hier vorgeschlagenen zu ersetzen, und hab keine Angst vor Improvisation!

# REZEPTE

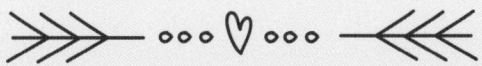

# Kurkuma Latte

FÜR 2 PERSONEN

Kurkuma-Tee gilt als besonders gute Möglichkeit, dem Körper das heilende Knollengewürz zuzuführen, denn die spezielle Kombination mit anderen Zutaten erhöht die Bioverfügbarkeit des Kurkuma, d. h., macht es dem Körper leichter, die Wirkung zu nutzen. In meiner Latte-Version erhöht die Kombination mit schwarzem Pfeffer die Bioverfügbarkeit des entzündungshemmenden Bestandteils Curcumin, während das Fett der Milch die Resorption erleichtert. Außerdem schmeckt dieser Latte himmlisch. Und er ist ein Hit bei Gästen, die einen herkömmlichen Tee oder Kaffee erwarten. Ich mache mir gern nachmittags einen Latte, wenn ich einen Durchhänger habe, und es bringt mich viel besser in Schwung als Kaffee!

Du kannst für das Rezept gekauftes Kurkumapulver nehmen, aber ich empfehle dir, ganze Kurkumaknollen zu kaufen, sie ein paar Tage auf einem sonnigen Fensterbrett bzw. eine Zeit lang in einem Nahrungsmitteltrockner oder bei niedriger Temperatur im Backofen zu trocknen und dann in einem Food Processor oder Hochleistungsmixer zu mahlen. So erhältst du frisches, wirkstoffreiches Kurkumapulver und bleibst in Kontakt mit der Entstehung deiner Nahrungsmittel.

---

1 Tasse ungesüßte Hafermilch
 (oder sonstige Milch deiner Wahl)
½ Tasse Wasser
½ Teelöffel Zimt, gemahlen,
 ggf. auch mehr zum Garnieren
½ Teelöffel Kurkumapulver,
 gekauft oder selbst hergestellt
 (Rezept auf S. 133)
1 Prise schwarzer Pfeffer, gemahlen
1 Teelöffel Ingwer, gemahlen
1 Teelöffel reiner Ahornsirup
Kokos-Schlagsahne
 (Rezept auf S. 134) zum Garnieren

1. Hafermilch, Wasser, Zimt, Kurkumapulver, Pfeffer und Ingwer in einem Topf verrühren und sachte zum Kochen bringen. Klein stellen und 10 Minuten köcheln lassen, dann Ahornsirup einrühren.

2. Auf zwei Becher verteilen und mit Zimtpulver oder Kokos-Schlagsahne garnieren.

# Do-it-yourself-Kurkumapulver

FÜR 2 ESSLÖFFEL

5 bis 6 frische Kurkumaknollen, geschält

1. Den Backofen auf 60° vorheizen. Kurkumaknollen auf ein Backblech legen und im Ofen trocknen, bis sie knusprig sind (ca. 5 Stunden). Alternativ die geschälten Knollen ein paar Tage auf einem Teller auf ein sonniges Fensterbrett stellen, bis sie getrocknet sind.

2. Die Kurkumaknollen im Food Processor oder Hochleistungsmixer zu Pulver zermahlen. Größere Stücke auf Wunsch aussieben. Das Pulver in einem Schraubglas lagern.

# Selbst gemachte Kokos-Schlagsahne

FÜR 2 PERSONEN

Kokos-Schlagsahne ist eine himmlische Leckerei und so leicht herzustellen! Und sie ist so viel gesünder als die »praktische« Fertig-Schlagsahne aus der Sprühdose.

1. 1 Dose (400 ml) ungesüßte Kokos-Vollmilch ungeöffnet über Nacht im Kühlschrank kalt stellen.

2. Dose öffnen und feste Anteile in eine Rührschüssel löffeln. Die klarere Flüssigkeit (Kokoswasser) im Kühlschrank aufbewahren, um sie z. B. in einem Smoothie zu verwenden.

3. Feste Anteile mit dem Handrührgerät schlagen, bis die Masse steif wird.

4. Sofort auf den Latte geben. Was übrig bleibt, lässt sich in einem luftdichten Gefäß bis zu 3 Tage im Kühlschrank aufbewahren.

# Eiskalter Minz-Sonnentee

**FÜR 6 PERSONEN**

Als Ex-Kaffeejunkie weiß ich, wie schwer es sein kann, hydriert zu bleiben, wenn man ständig nach Koffein giert, das den Körper dehydriert! Aber wenn ich es geschafft habe, eine gesunde Koffein-Balance zu halten, dann besteht Hoffnung für alle! Ein kalter Koffeinentzug, bei dem du nur Wasser trinkst, ist ziemlich extrem. Dieser erfrischende Tee kurbelt dich an, nährt und hydriert. Das Rezept habe ich von meiner Mom, die den Tee im Sommer in einem riesigen Glaskrug auf unserer Veranda ansetzte. Lass den grünen Tee weg, wenn du es lieber koffeinfrei hast.

---

Gefiltertes Wasser
1 große Handvoll frische Minze
1 Teelöffel reiner Vanilleextrakt
1 Esslöffel reiner Ahornsirup (optional)
2 Beutel grüner Tee (optional)

1. Einen 2-Liter-Glaskrug mit gefiltertem Wasser füllen. Minze, Vanilleextrakt, Ahornsirup und Grünteebeutel (optional) hineingeben.

2. Den Krug draußen in die Sonne oder an ein sonniges Fenster stellen. Stehen lassen, bis das Wasser grünlich braun ist (mindestens eine Stunde, je nach der verwendeten Sorte Minze und Grüntee). Je länger der Tee in der Sonne steht, desto dunkler wird die Farbe und – mit Grüntee – desto stärker der Tee.

3. Mit Eiswürfeln oder Crushed Ice servieren – eine geniale Erfrischung!

# Agni-Tee

FÜR 4 PERSONEN

Agni-Tee ist im Ayurveda ein Grundnahrungsmittel und bringt dein Verdauungsfeuer so richtig in Gang. Koch dir gleich morgens als Erstes eine Tasse oder mach dir einen Vorrat für den ganzen Tag und fülle ihn in eine Thermoskanne.

---

4 Tassen Wasser
2 Handvoll frischer Ingwer, in Scheiben geschnitten
2 Teelöffel Meersalz
1 Teelöffel Cayennepfeffer
Saft einer Limette

1. Wasser, Ingwer, Salz und Cayennepfeffer in einem kleineren Topf zum Kochen bringen. 20 Minuten kochen lassen.

2. Von der Hitzequelle nehmen und Limettensaft hinzugeben. Durch ein Sieb gießen, abkühlen lassen und genießen.

# Erdbeer-Cooler

FÜR 2 PERSONEN

Dieser Erdbeer-Cooler ist eine tolle Methode, dich mit Antioxidantien zu versorgen. Und er ist ein leicht süßer, sättigender und erfrischender Genuss. Bei uns gibt es ihn an Nachmittagen, an denen ich einen Muntermacher brauche.

---

1 Tasse frische Erdbeeren
1 Tasse Eiswürfel
1 Tasse gefiltertes Wasser
Saft einer halben Limette
Saft einer halben Zitrone
1 Esslöffel reiner Ahornsirup (optional)

Alle Zutaten in einen Hochleistungsmixer geben. Mixen und servieren. Gepflegt chillen!

# Cremiger Zitrus-Koriander-Smoothie

FÜR 2 PERSONEN

Mit den kühlenden Eigenschaften von Zitrussaft und Koriander ist dieser heilende, umwerfend leckere Smoothie ein toller Einstieg in den Tag oder auch mittäglicher Booster. Das Chilipulver sorgt für den besonderen Kick!

1 reife Banane, frisch oder gefroren
1 Bund Korianderblätter
½ Teelöffel Chilipulver
½ Tasse frisch gepresster Orangensaft
½ Tasse ungesüßte Hafermilch

Alle Zutaten in den Mixer geben, mixen, genießen.

# Buttriger Protein-Smoothie

FÜR 2 PERSONEN

Auch dieser Smoothie eignet sich perfekt als schnelles Frühstück oder als Nachmittagssnack. Er ist nährstoffreich und eine genussreiche Seelenmassage.

1 Esslöffel Nussbutter (Mandel-, Erdnuss- oder Cashewbutter macht sich bestens)
2 Tassen ungesüßte Mandel- oder Hafermilch
4 ganze getrocknete Datteln
½ Teelöffel reiner Vanilleextrakt
¼ Teelöffel Zimt, gemahlen
¼ Teelöffel Kardamom, gemahlen

Alle Zutaten in einen Hochleistungsmixer geben. Mixen, in Gläser gießen und genießen!

# Kurkuma-Ingwer-Bananen-Mango-Smoothie

FÜR 2 PERSONEN

Dieser appetitliche Smoothie fördert dein Wohlbefinden durch die Super-Power von Kurkuma. Er eignet sich bestens als schnelles Frühstück oder als nachmittäglicher Gute-Laune-Boost.

---

1 reife Banane, geschält
½ Tasse Mangostücke (frisch oder eingefroren)
1 Tasse ungesüßte Mandel- oder Hafermilch
½ Teelöffel Zimt, gemahlen
½ Teelöffel Kurkumapulver
½ Teelöffel frischer Ingwer, gerieben

Alle Zutaten in einen Hochleistungsmixer geben. Mixen und genießen.

# Kurkuma-Ingwer-Bananen-Mango-Nicecream

FÜR 2 PERSONEN

»Nicecream« ist gesundes Eis, bestehend aus einer gefrorenen Banane, die im Hochleistungsmixer püriert wird, bis sie aussieht wie Eiscreme. Das erlaubt den Genuss einer Eis-Köstlichkeit ohne die Bauchschmerzen, die Milchprodukte oft mit sich bringen. Und mit diesen bekömmlichen Zutaten angereichert, wird die Nicecream ein begehrtes Dessert!

---

1 reife Banane, geschält und gefroren
½ Tasse Mangostücke
½ Teelöffel Zimt, gemahlen
½ Teelöffel Kurkumapulver
½ Teelöffel frischer Ingwer, gerieben

Alle Zutaten in den Mixer geben. Mixen und genießen!

# Ingwer-Zimt-Superhaferbrei

FÜR 2 PERSONEN

Dieses simple Rezept gehört unbedingt hierher, weil es so wichtig ist, deinen Tag mit etwas zu beginnen, das den Magen auskleidet und dich innerlich wärmt.

---

½ Tasse Vollkornhaferflocken
1 Tasse gefiltertes Wasser
½ Tasse ungesüßte Hafermilch
1 Teelöffel Zimt, gemahlen
1 Teelöffel Kardamom, gemahlen
1 Esslöffel frischer Ingwer, geschält und fein geschnitten
1 Esslöffel Erdnussbutter (optional)

1. Haferflocken, Wasser, Ingwer, Zimt und Kardamom in einem mittelgroßen Topf bei mittlerer Hitze aufsetzen. Ständig rühren, bis das Wasser kocht und die Haferflocken leicht blubbern (ca. 5 Minuten).

2. Die Hafermilch zugeben und unter gelegentlichem Rühren ca. 5 Minuten weiterköcheln lassen, bis der Brei dick und cremig ist. Von der Hitzequelle nehmen.

3. Auf zwei Schälchen aufteilen, mit der Erdnussbutter krönen oder mit einer Extraprise Zimt bestäuben.

# Apfel-Zimt-Crumble

FÜR 6 PERSONEN

Toll als warmes Frühstück oder als sättigender Snack. Und außerdem wird es in deiner Küche fantastisch duften! Durch die Heileigenschaften von Ingwer und Zimt ist der Crumble die perfekte Kombination von gesund und dekadent.

1 Tasse Schnellkochhaferflocken
1 Tasse Mehl
3 Esslöffel Butter oder milchfreie Butter
¼ Tasse reiner Ahornsirup
½ Tasse Wasser
1 Esslöffel Zimt, gemahlen
1 Teelöffel frischer Ingwer, in Scheiben geschnitten
6 Äpfel beliebiger Sorte, entkernt und in 2-cm-Würfel geschnitten
Glas-Auflaufform (23 × 33 cm)

1. Den Backofen auf 180° vorheizen.

2. Haferflocken, Mehl, Butter, Ahornsirup, Wasser, Zimt und Ingwer in einer mittelgroßen Schüssel mit den Händen verkneten. Dann die Apfelwürfel untermischen.

3. Die Masse in eine Glas-Auflaufform geben, mit Alufolie abdecken und backen, bis die Äpfel anfangen zu zerfallen (ca. 40 Minuten). Warm genießen.

# Bananen-Mango-Salat mit Korianderblättern

FÜR 2 PERSONEN

Banane mit Zitronensaft und Korianderblättern ist eine ayurvedische Grundspeise. Du kannst hinzugeben, was immer du an frischem Obst zur Hand hast. Mango ist im Sommer eine tolle Ergänzung.

---

2 Bananen, in Scheiben
1 Tasse frische Mango, gewürfelt
½ Bund frische Korianderblätter, gehackt
1 Teelöffel Chilipulver
½ Teelöffel Zitronensaft

Alle Zutaten in eine mittelgroße Schüssel geben und mischen. Servieren und genießen.

# Kitchari für jeden Tag

FÜR 4 PERSONEN

Kitchari – das Wort bedeutet »Gemisch« – ist ein ayurvedisches Grundgericht, ein Gemisch aus Basmati-Reis und Mungbohnen. Es ist leicht verdaulich und wirkt nach der Lehre des Ayurveda ausgleichend auf alle drei Doshas – dank der heilenden Eigenschaften von Reis und Bohnen. Mein Rezept ist eine vereinfachte Variante aus Kurkuma, Zimt, Ingwer, Hafermilch und etwas Ahornsirup. In die klassische Version gehören, je nach Geschmack, noch Nelken, Lorbeerblätter, Kardamomschoten, Fenchelsamen, Korianderpulver, Senfkörner, Kreuzkümmel, Korianderblätter und Ghee.

Kräftiger wird die Mahlzeit, wenn du Gemüse wie z. B. Brokkoli, Karotten und Sellerie dämpfst und auf dein Kitchari gibst. Kitchari hält sich im Kühlschrank ein paar Tage und eignet sich als Frühstück, Mittagessen oder auch als kalter Snack.

---

1 Tasse Mungbohnen, gespalten (Mung Dal gelb)
1 Tasse roher Basmati-Reis
2 Esslöffel Kokosöl (oder Sesamöl)
2 Teelöffel Kurkuma
1 Teelöffel frischer Ingwer, gerieben
1 Teelöffel Zimt, gemahlen
1 Teelöffel schwarzer Pfeffer
1 Teelöffel Meersalz
4 Tassen Wasser
1 Tasse ungesüßte Hafermilch
2 Esslöffel reiner Ahornsirup (optional)
Zitrone zum Auspressen (optional)

1. Reis und Bohnen zusammen in einem Sieb spülen, bis das Wasser klar bleibt.

2. In einem mittelgroßen Topf Kokosöl und Gewürze erhitzen. Dann das Reis-Bohnen-Gemisch sowie das Wasser hineingeben. Mit Deckel 30 Minuten garen lassen.

3. Die Hafermilch zugeben und weiterköcheln lassen, bis der Reis und die Bohnen weich sind (ca. 10 Minuten). Gegen Ende der Garzeit Ahornsirup einrühren. Von der Hitzequelle nehmen.

4. Kitchari auf vier Schälchen verteilen und Zitronensaft darüberpressen (optional).

# Vata-beruhigende Gemüsesuppe

FÜR 6 PERSONEN

Für die Seele muss es nicht unbedingt Hühnersuppe sein. Ich sagte ja schon, wie wichtig es ist, sich saisonal zu ernähren, und dieses Rezept ist dafür perfekt. Die Vata-beruhigende Gemüsesuppe ist variabel und verträgt so ziemlich jedes saisonale Gemüse, das du auf dem Wochenmarkt findest. Meine Version enthält Kartoffeln und Brokkoli, aber du kannst eins von beidem oder beides durch Gemüse deiner Wahl ersetzen. Siehe »Einkaufen nach Jahreszeiten« auf S. 145.

---

2 Esslöffel Kokosöl
½ rote Zwiebel, gewürfelt
1 Knoblauchzehe, fein gehackt
1 Kopf Brokkoli (oder ein Gemüse deiner Wahl), gewaschen und klein geschnitten
2 Biokartoffeln (oder ein Gemüse deiner Wahl), gewaschen und gewürfelt
1 Teelöffel Kurkumapulver
1 Teelöffel frischer Ingwer, gerieben
1 Prise schwarzer Pfeffer, frisch gemahlen
1 Teelöffel Meersalz
Gefiltertes Wasser nach Bedarf
1 Tasse ungesüßte Kokosmilch (oder Milch deiner Wahl)

1. Zwiebelwürfel und Knoblauch in einem großen Topf 2–3 Minuten in Kokosöl weich dünsten. Dann Brokkoli, Kartoffeln, Kurkuma, Ingwer, Pfeffer und Salz hinzugeben.

2. Gefiltertes Wasser in den Topf geben, bis das Gemüse knapp bedeckt ist. Zum Kochen bringen. Bei niedriger Hitze garen, bis das Gemüse weich ist (ca. 20 Minuten).

3. Die Milch dazugießen und bei größerer Hitze 3–4 Minuten rühren, bis die Milch heiß und gut mit dem Gemüse vermengt ist. Von der Hitzequelle nehmen.

4. Auf Wunsch pürieren oder unpüriert servieren. Hält sich im Kühlschrank 7 Tage.

# Einkaufen nach Jahreszeiten

Hier findest du eine Aufstellung von Gemüsesorten nach Jahreszeiten, damit du weißt, was du wann alternativ verwenden kannst.

| Frühlingsgemüse | Sommergemüse |
|---|---|
| Spargel | Brokkoli |
| Radieschen | Mangold |
| Gurke/Salatgurke | Grüne Bohnen |
| Porree | Erbsen |
| Spinat | Fenchel |
| Kohlrabi | Möhren |
| Mangold | Paprika/Peperoni |
| Frühlingszwiebeln | Zucchini |
| Blattsalate | Blumenkohl |
| **Herbstgemüse** | **Wintergemüse** |
| Kürbis | Grünkohl |
| Fenchel | Pastinaken |
| Kartoffeln | Champignons |
| Zwiebeln | Rosenkohl |
| Mais | Schwarzwurzeln |
| Rotkohl | Topinambur |
| Weißkohl | Wirsingkohl |
| Steckrüben | Feldsalat |
| Rote Bete | Butterrüben |

# Eins-a-Spargelsuppe

FÜR 4 PERSONEN

Spargel gehört im Ayurveda zu den Eins-a-Nahrungsmitteln, weil er für alle drei Doshas gut ist. Reich an wichtigen Mineralstoffen, gilt er auch als förderlich für die Fortpflanzungsgesundheit. Genieß diese Spargelsuppe zusammen mit meinem »Kitchari für jeden Tag« als sättigendes Mittagessen oder solo als schlichtes Abendessen.

---

1 Esslöffel Olivenöl
1 Knoblauchzehe, fein gehackt
2 Tassen Spargel, in Stücke geschnitten (nachdem du die holzigen Enden entfernt hast)
1 Tasse Kartoffeln, gewürfelt
½ Teelöffel Garam Masala (gekauft oder selbst gemischt, s. S. 151)
½ Teelöffel Salz
½ Teelöffel schwarzer Pfeffer
1 Tasse Wasser
1 Tasse ungesüßte Hafermilch

1. In einem mittelgroßen Topf bei mittlerer Hitze den Knoblauch in Olivenöl weich dünsten (ca. 5 Minuten).

2. Spargel, Kartoffelwürfel, Garam Masala, Salz, Pfeffer und Wasser dazugeben. Zum Kochen bringen und mit Deckel etwa 10 Minuten köcheln lassen. Die Hafermilch dazugeben und weitere 5 Minuten köcheln lassen. Von der Hitzequelle nehmen.

3. Pürieren (nötigenfalls in mehreren Portionen). Guten Appetit!

# Blumenkohl & Brokkoli, würzig-cremig überbacken

FÜR 4 PERSONEN

Das besondere Trostessen. Dieses Gericht ist unglaublich cremig und befriedigend, liegt aber nicht so schwer im Magen wie etwa eine Riesenportion Käse-Makkaroni. Blumenkohl und Brokkoli geben diesem Auflauf eine herzhafte Note, aber du kannst das Rezept auch mit dem Gemüse ausprobieren, das du gerade zur Hand hast.

---

- 1 Tasse rohe Cashewkerne, 15 Minuten eingeweicht und abgegossen
- Saft einer halben Zitrone
- ¼ Tasse Hefeflocken
- 1 Teelöffel Kurkumapulver
- 1 Teelöffel rote Paprikaflocken
- ½ Tasse ungesüßte Hafer- bzw. Mandelmilch oder Wasser
- 2 Tassen Blumenkohl, zerteilt
- 1 Tasse Brokkoli, zerteilt
- Glas-Auflaufform (23 × 33 cm)

1. Den Backofen auf 180° vorheizen.

2. Cashewkerne, Zitronensaft, Hefeflocken, Kurkuma, Paprikaflocken und Hafermilch im Mixer cremig mixen.

3. Creme in einer großen Rührschüssel über den zerteilten Blumenkohl und Brokkoli gießen und alles vermengen.

4. Masse in eine Glas-Auflaufform geben und backen, bis die Blumenkohl- und Brokkoliröschen an den Spitzen leicht gebräunt und knusprig sind (ca. 40 Minuten).

# Kichererbsen mit Spinat, Tomaten und Knoblauch
**FÜR 4 PERSONEN**

Dieses wärmende, erdende Gericht ist ein tolles Essen, um sich so richtig zufrieden zu fühlen. Es enthält genau die richtige Kombination von Eiweiß und Gemüse, um nährstoffreich und sättigend zu sein. Perfekt als Mittag- oder auch Abendessen.

---

3 Esslöffel Olivenöl
5 Knoblauchzehen, fein gehackt
1 Esslöffel frischer Ingwer, fein geschnitten
2 Tassen frische Tomaten (Cherry oder Roma), in Scheiben geschnitten
½ Teelöffel rote Paprikaflocken
½ Teelöffel Petersilie
½ Teelöffel Fenchelsamen
½ Teelöffel Meersalz
1 400-g-Dose Kichererbsen, im Sieb gespült
2 Tassen frischer Spinat
Saft einer Limette
¼ Tasse Wasser

1. Das Olivenöl in einem mittelgroßen Topf erhitzen. Sobald das Öl heiß ist, Knoblauch, Ingwer, Tomaten, rote Paprikaflocken, Petersilie, Fenchel und Salz hineingeben und garen, bis die Tomaten zu zerfallen beginnen (ca. 10 Minuten).

2. Kichererbsen dazugeben und unter Rühren hellbraun dünsten (ca. 10 Minuten). Frischen Spinat, Limettensaft und ¼ Tasse Wasser hinzugeben. Unter Rühren köcheln lassen, bis der Spinat zusammengefallen und alles gut vermischt ist (ca. 5 Minuten). Von der Hitzequelle nehmen und heiß genießen.

# Kurkuma-Ingwer-Kartoffelbrei

FÜR 2 PERSONEN

Kartoffelbrei ist das ultimative Trostessen und bei uns eine Beilage, die immer gut ankommt. Diese ayurvedisch inspirierte Version enthält Kurkuma und Ingwer, was die wärmenden und heilenden Eigenschaften des Kartoffelbreis noch verstärkt.

---

5 große gelbfleischige Kartoffeln, geschält
2 Esslöffel Olivenöl
½ Knoblauchknolle
1 Esslöffel frischer Ingwer, geschält und fein geschnitten
½ Teelöffel Kurkumapulver
½ Teelöffel Meersalz, ggf. mehr
½ Teelöffel rote Paprikaflocken
½ Tasse ungesüßte Hafermilch

1. In einem mittelgroßen Topf Kartoffeln in Wasser mit etwas Salz weich kochen. Abgießen und beiseitestellen.

2. In einer Pfanne Knoblauch, Ingwer, Kurkuma, Salz und rote Paprikaflocken bei mittlerer Hitze in Olivenöl dünsten, bis der Knoblauch weich ist (ca. 5 Minuten). Von der Hitzequelle nehmen und beiseitestellen.

3. Kartoffeln zerstampfen und per Rührlöffel oder Schneebesen mit dem Knoblauch-Mix und der Hafermilch cremig verrühren.

# Magic-Masala-Gemüse mit Reis

FÜR 4 PERSONEN

Garam Masala ist eine Gewürzmischung, die für viele traditionelle indische Gerichte benutzt wird. Garam heißt »heiß« und Masala »Gewürz«, und laut dem Ayurveda wärmt die Mischung den Körper. Du kannst fertiges Garam Masala in der Gewürzabteilung deines Supermarkts kaufen, du kannst die Gewürze selbst mahlen oder du kannst es machen wie ich und deine eigene Mischung aus dem zusammenstellen, was du im Gewürzregal hast. Ich gebe in meine Mischung gern auch Kurkuma, das nicht zum traditionellen Garam Masala gehört, und bisher ist noch keine Ayurveda-Polizei deswegen bei mir aufgetaucht. Wenn du eine Gewürzkombination gefunden hast, die du toll findest, stelle gleich eine größere Menge her und bewahre sie in einem Schraubglas auf – als Erinnerung an deine schöpferische Inspiration.

---

2 Esslöffel Kokosöl
2 Knoblauchzehen, geschält
1 Zwiebel, gewürfelt
2 Biokartoffeln, gewürfelt
2 Karotten, klein geschnitten
1 Kopf Brokkoli, klein geschnitten
2 Teelöffel Garam Masala, selbst gemischt (S. 151) oder gekauft
2 Tassen Tomatenpüree (Anleitung S. 151)
½ Tasse Wasser
1 Teelöffel rote Paprikaflocken
½ Tasse Kokosmilch
Kitchari (S. 143) oder gekochter Reis als Beilage

1. Öl in einem Topf bei mittlerer Hitze erhitzen. Knoblauch und Zwiebelwürfel hineingeben und 2–3 Minuten weich dünsten.

2. Kartoffeln, Karotten, Brokkoli, Paprikaflocken und Masala-Mischung unter Rühren hineingeben. Tomatenpüree und Wasser dazugeben und 20 Minuten bei geringer Hitze garen. Kokosmilch einrühren und das Ganze von der Hitzequelle nehmen.

3. Mit Basmati-Reis servieren, alternativ mit Kitchari.

# Garam Masala

1 Teelöffel Kreuzkümmel, gemahlen
1 Teelöffel Koriander, gemahlen
1 Teelöffel Kardamom, gemahlen
1 Teelöffel schwarzer Pfeffer, frisch gemahlen
1 Teelöffel Zimt, gemahlen
1 Teelöffel Kurkumapulver
½ Teelöffel Muskatnuss, gemahlen
½ Teelöffel Meersalz

Alle Zutaten in einem kleinen Schraubglas gut vermischen. Vor Licht und Wärme geschützt aufbewahren und aus Aromagründen innerhalb von 6–12 Monaten verbrauchen.

# Tomatenpüree

ERGIBT CA. 2 TASSEN

Du kannst für die Magic-Masala-Veggies auf S. 150 Tomatenpüree aus der Dose verwenden, aber warum nicht selbst welches herstellen? Es ist so leicht! Mach eine größere Menge, dann kannst du den Rest bis zu einer Woche im Kühlschrank aufheben und für Suppen und Soßen verwenden.

2 bis 3 Tomaten, ggf. auch mehr

1. Tomaten in einen Topf mit kochendem Wasser geben und kochen lassen, bis die Haut aufplatzt (ca. 5 Minuten).

2. Tomaten abgießen und Haut abziehen. Tomatenfleisch in kleine Stücke schneiden und pürieren. Übriges Tomatenpüree ist im Kühlschrank bis zu einer Woche haltbar.

# Gesunde Knoblauch-Knusperkartoffeln

FÜR 4 PERSONEN

Diese knusprigen Kartoffeln sind superleicht zuzubereiten und so köstlich und sättigend wie deine Lieblingspommes, nur gesünder!

---

5 Esslöffel Olivenöl
5 Knoblauchzehen
1 Teelöffel Meersalz
2 Tassen kleine Kartoffeln, halbiert
1 Teelöffel Kurkumapulver

1. Olivenöl auf mittlerer Stufe in der Pfanne erhitzen. Der Pfannenboden sollte dick bedeckt sein. Salz und Knoblauch hineingeben. Kartoffelhälften mit der Schnittfläche nach unten in die Pfanne geben. Kurkuma über die Kartoffeln streuen. 10 Minuten braten, bis die Kartoffeln gebräunt sind.

2. Hitze klein stellen und Pfanne abdecken. Kartoffeln 20 Minuten weich garen. Von der Hitzequelle nehmen und genießen!

# Einheizer-Tacos

FÜR 2 PERSONEN

Diese Tacos erweitern dein Repertoire um eine gesunde Art von Fun-Food. Bei uns zu Hause schätzen wir eine gewisse Regelmäßigkeit: Egal, ob daheim oder auf Reisen, ich versuche immer, ähnlich zu kochen. Die Tacos sind ein Essen, das man »zaubern« kann, wenn im Kühlschrank scheinbar gähnende Leere herrscht. Ein bisschen Gemüse, ein bisschen Reis und ein paar Tortillas – das reicht schon. Das hier angegebene Gemüse ist prima geeignet, aber du kannst auch einfach mit dem zaubern, was du hast.

---

1 Esslöffel Kokosöl
½ Zwiebel, gewürfelt
1 Blumenkohl, in Röschen zerteilt
2 Knoblauchzehen, fein gehackt
1 Teelöffel rote Paprikaflocken
1 Teelöffel Kurkumapulver
½ Teelöffel Meersalz
1 Tasse gekochter Basmati-Reis
1 Limette
4 Maistortillas
1 Avocado, gewürfelt
Salsa oder Chilisoße

1. Die Zwiebelwürfel in Kokosöl bei mittlerer Hitze 2–3 Minuten dünsten.

2. Blumenkohlröschen, Knoblauch, rote Paprikaflocken, Kurkuma und Salz dazugeben und weiterdünsten (ca. 5 Minuten).

3. Den gekochten Reis dazugeben, die Limette über der Mischung auspressen und 1–2 Minuten unter Rühren weiterkochen. Von der Hitzequelle nehmen.

4. Die Tacos füllen, dabei die Avocado-Würfel auf den Blumenkohl geben. Mit Salsa oder Chilisoße servieren.

# Kokos-Bananen-Brot

FÜR 8 PERSONEN

Dieses gesunde und köstliche Bananenbrot eignet sich perfekt als Snack oder als Dessert. Und es ist eine tolle Möglichkeit, die reifen oder überreifen Bananen in deiner Küche zu verbrauchen. Bei uns ist dieses Bananenbrot wegen seiner natürlichen Süße ein Hit.

---

3 Esslöffel Butter oder Pflanzenbutter, zerlassen
etwas Butter oder Pflanzenbutter zum Einfetten der Form
3 reife Bananen
1 großes Ei oder entsprechende Menge Ei-Ersatz
½ Tasse Kokosjoghurt
2 Tassen Hafermehl
1 Teelöffel Backpulver
1 Teelöffel Backnatron
½ Teelöffel Meersalz
1 Teelöffel Zimt, gemahlen
Glas-Auflaufform (23 × 33 cm)

1. Den Backofen auf 180° vorheizen. Backform ausfetten.

2. Die Bananen in einer großen Schüssel zerdrücken. Mit Ei, zerlassener Butter und Joghurt verrühren. Hafermehl, Backpulver, Backnatron, Zimt und Salz in eine andere Schüssel sieben. Dann die trockenen Zutaten mit den feuchten vermengen. Den Bananenteig in die gefettete Backform geben und ca. 50 Minuten backen, bis an einer in die Mitte des Teiges gestochenen Gabel nichts mehr hängen bleibt.

3. Brot in der Backform 10 Minuten abkühlen lassen, dann auf ein Kuchengitter stürzen. Vor dem Servieren ganz abkühlen lassen.

# Stresskiller Apfel-Reis-Pudding
## FÜR 2 PERSONEN

Trostessen ist super, um nach einem stressigen Tag herunterzukommen. Dieser Pudding besitzt genau das richtige Maß an heilenden Eigenschaften. Ich löffle ihn auch gern mittags zur Aufmunterung.

---

½ Tasse Basmati-Reis
   (eine Stunde eingeweicht)
2 Äpfel, fein geschnitten
¼ Tasse Rosinen
1 Tasse ungesüßte Hafer- oder
   Mandelmilch
½ Teelöffel Zimt, gemahlen
½ Teelöffel reiner Vanilleextrakt

1. Alle Zutaten in einen mittelgroßen Topf geben und den Deckel so auflegen, dass der Dampf entweichen kann.

2. Bei mittlerer bis niedriger Hitze unter gelegentlichem Rühren garen, bis die Masse cremig ist (etwa 30 Minuten).

# Sei in deinem Körper

Dieser Teil unserer Reise ist für dich auch eine Möglichkeit, dich wieder mit dem Gefühl zu verbinden, »in deinem Körper zu sein«. Damit meine ich: Versuch, dich an eine Zeit zu erinnern, als du ein richtig gutes Verhältnis zu deinem Körper hattest. Vergegenwärtige dir, wie es sich da für dich angefühlt hat, ihn zu nähren. Vielleicht warst du damals fünf oder sechs oder ein Teenager, oder vielleicht ist es auch noch gar nicht so lange her. Denk an den Zusammenhang von Essen und Körpergefühl zurück und richte deine Aufmerksamkeit darauf, wie kraftvoll und frei du dich gefühlt hast. Dein Körper fühlte sich stark und vital an, und du hast ihn benutzt, um das Leben zu genießen. Du hast gegessen, was sich kräftigend anfühlte und dir schmeckte. Du hast intuitiv gegessen, ohne Schuldgefühle und ängstliche Überlegungen. Es gab kein Zuviel oder Zuwenig, kein Gesund oder Ungesund. Wenn du dich an keine Zeit erinnern kannst, in der du eine Verbindung zwischen Ernährung und Körpergefühl erlebt hast, dann wird es jetzt spannend für dich. Denn jetzt *kannst* du diese Verbindung leben. Du musst dir nur diese Praktiken aneignen.

Du näherst dich dem Ende von Woche 3, Glückwunsch, und ich möchte, dass du ein paar Fragen beantwortest. Es sind die Fragen, die du dir schon zu Beginn des Kapitels in etwas abgewandelter Form gestellt hast. Schreib auf, was dir dazu einfällt, und vergleiche deine Antworten mit denen zu Beginn von Woche 3. Prüfe, ob sich die neue Art der Ernährung wie eine sinnvollere Lebensweise anfühlt und dir dein neues Verhältnis zum Essen gefällt.

- Wie fühlst du dich, wenn du morgens aufwachst? Wie trägt deine Ernährung zu diesem Gefühl bei?

- Wie hat es sich angefühlt, dir Zeit zum Kochen und für richtige Mahlzeiten zu nehmen, statt unterwegs oder nebenbei schnell etwas zu essen?

- Empfindest du im Zusammenhang mit Essen Angst oder Anspannung? Stresst oder beunruhigt es dich, darüber nachzudenken, was du essen wirst?

- Sind Einkaufen und Kochen für dich ein Vergnügen oder eine leidige Pflicht? Hat es dir Spaß gemacht, dein Essen selbst zuzubereiten?

- Wie hat es sich angefühlt, zusammen mit anderen zu essen und sich dabei zu unterhalten?

- Hast du noch dasselbe Verlangen nach stimulierenden Genussmitteln wie Zucker oder Koffein oder nach Nahrungsmitteln mit einem bestimmten Geschmack oder einer bestimmten Konsistenz (salzig, knusprig etc.), um über den Tag zu kommen? Wie hat sich das verändert?

- Hast du immer noch zu bestimmten Tageszeiten Lust auf solche Genussmittel?

- Wie hat es sich auf deine Essensentscheidungen ausgewirkt, wenn du dich mental oder physisch mal nicht so gut gefühlt hast?

Sei beim Antworten dir selbst gegenüber verständnisvoll und mitfühlend. Mach dir klar, dass deine Ernährung ein Prozess ist, der sich mit den Bedürfnissen deines Körpers andauernd verändert. Du hast in jeder Sekunde die Chance, bessere Entscheidungen zu treffen.

# Wie sie es machen: Orientierung und Inspiration

Jetzt möchte ich dir zwei Frauen vorstellen, die ich enorm bewundere, weil sie es schaffen, so fantastisch für sich zu sorgen, und zwar nicht nur beim Essen, sondern auch durch ein bewusst ausgewogenes Leben. Meine beiden Freundinnen bringen es fertig, beruflich erfolgreich zu sein und zugleich ihr Wohlbefinden zu fördern, indem sie auf ihren Körper achten und sich vor allem gut und gesund ernähren. Ich hoffe, sie inspirieren dich so nachhaltig wie mich und motivieren dich, deinen eigenen Weg zu einer vitalisierenden Ernährung und strahlenden Gesundheit zu finden und zu gehen.

## JASMINE HEMSLEY
*über Ayurveda im Alltag*

Jasmine ist Bestsellerautorin, Köchin und Ayurveda-Expertin. Sie ist beruflich sehr aktiv – sie kreiert Rezepte für Top-Restaurants, hält Vorträge und leitet Wellness-Retreats. Gleichzeitig praktiziert sie, was sie predigt, denn sie nimmt sich Zeit, innezuhalten und ihren Körper gut zu nähren, auch wenn ihr Terminplan noch so voll ist.

*Du bist bekannt dafür, Ayurveda einem breiten Publikum nahezubringen. Was ist in deinen Augen die größte Herausforderung, wenn man Ayurveda in den eigenen Alltag integrieren will?*

Eine große Herausforderung für uns liegt darin, dass uns das moderne Leben und die moderne Technologie von den Rhythmen der Natur abschneiden. Das macht es schwer, auf die natürlichen Signale um uns herum zu reagieren – zum Beispiel auf das schwindende Licht bei Sonnenuntergang, das die Melatonin-Produktion im Körper anregt und dafür sorgt, dass wir zur Ruhe kommen und entspannt schlafen. Das bläuliche Licht der Bildschirme und Straßenlampen stört und überlagert den natürlichen Prozess. Wir kommen von der Arbeit, sehen fern oder scrollen durch die sozialen Medien und sind immer noch total aufgedreht, wenn wir eigentlich nicht mehr können und ins Bett gehen sollten.

Ayurveda gibt uns die nötigen Werkzeuge an die Hand, näher an der Natur zu bleiben und auf sanfte Art die natürliche Balance und Harmonie von Geist, Körper und Seele aufrechtzuerhalten. Es hilft, sich gesund und wohlzufühlen. Aber oft trauen wir uns nicht, solche Werkzeuge zu benutzen, weil unsere Gesellschaft das Leben nicht holistisch sieht. Ich habe es schon erlebt, dass auf der Arbeit jemand erklärte: »Ich nehme mir mal 10 Minuten Auszeit zum Meditieren«, und andere nickten zustimmend oder machten weiter oder meditierten sogar mit! Danach kam die Person erfrischt an ihren Schreibtisch zurück. Aber für viele Leute ist es praktisch undenkbar, während des Arbeitstags eine Meditationspause einzulegen oder in Ruhe zu essen! Zum Glück wollen immer mehr Menschen auf eine ganzheitliche Weise für sich sorgen, und das hilft, die allgemeine Einstellung zu verändern.

*Gibt es eine besonders heilkräftige Zutat, die man unbedingt in der Küche haben sollte?*

Im Ayurveda ist Verdauungsgesundheit der Schlüssel zum gesamten Wohlbefinden. Das reicht von der Verwertung der Nahrung bis hin zum »Verdauen« dessen, was das Leben so bringt. Daher hat Mung Dal in meiner Küche den Ehrenplatz (gleich neben meiner Gewürzdose!). Mung Dal ist eine kleine gelbe Hülsenfrucht (nicht zu verwechseln mit anderen gelben Linsen). Sie ist die geschälte und gespaltene Version von ganzen Mungbohnen (den kleinen grünen Dingern mit dem weißen Fleck). Ich habe sie immer zur Hand, vor allem für mein bewährtestes, köstlichstes und tröstlichstes Gericht: Kitchari. Kitchari ist ein klassischer ayurvedischer Eintopf, sehr ausgewogen, leicht verdaulich, variabel und für jeden geeignet, ein Gemisch aus Mung Dal, Basmati-Reis und vielen Gewürzen mit besonderen Heileigenschaften. Mung Dal ist eiweißreich – besonders wichtig für Veganer –, preisgünstig, leicht verdaulich, muss nicht eingeweicht werden und hat eine kürzere Kochzeit als viele andere Gemüse. Im Ayurveda gilt es als allen drei Doshas zuträglich – und als sattvisch, d. h. harmonisierend und ausgleichend.

*Wie schaffst du es, Ayurveda in dein aktives Berufsleben zu integrieren, vor allem, wenn du unterwegs bist und es schwer ist, all deine Mahlzeiten selbst zu kochen?*

Ayurveda ist eine Philosophie, ein Verständnis der Natur, das uns das Leben leichter machen soll. In unserer schnelllebigen, modernen Welt ist es unrealistisch, alles aus ayurvedischer Sicht optimal machen zu wollen. Aber Ayurveda ist nicht schwarz-weiß; auch die Natur ist ständig im Fluss und lässt sich nicht ordentlich in Schubladen packen. Du hast in jedem Moment die Wahl zwischen zwei oder sogar mehr Wegen.

Nicht verhandelbar in meinem Leben ist eine richtige Lunchpause. Wenn ich mir die nicht nehme, bekomme ich Verdauungsprobleme. Wenn ich mal weniger eingespannt bin, mache ich mir in meinem Slow Cooker hydrierende Suppen oder Eintöpfe, gleich eine größere Menge, damit ich den Rest als fertige warme Mahlzeit in meinen Thermosbehälter füllen kann. Wenn ich nicht zu Hause bin oder wenig Zeit habe, wende ich ayurvedische Prinzipien an, d. h., ich bevorzuge gekochte saisonale Bio-Nahrungsmittel gegenüber allem, was roh oder kalt gegessen wird. Außerdem esse ich langsam und achtsam, bin dankbar für das, was auf dem Teller liegt, und genieße es möglichst!

Im Ayurveda ist Agni (das Verdauungsfeuer) das Allerwichtigste, wichtiger als die Frage, welches Essen zu welchem Dosha passt. Wenn man sich mit Freunden oder mit der Familie zum Essen hinsetzt und nicht das »Brennen« des Hungers fühlt, dann muss man Agni entfachen. Sonst landet das Essen in einem schwach brennenden Verdauungsfeuer. Das erklärt, warum man manchmal supergesundes Essen nicht gut verdaut, während ungesundes mühelos runtergeht, wenn man gerade vom Wandern oder Schwimmen kommt und dringend neuen Brennstoff braucht! Um das Verdauungsfeuer in Gang zu bringen, kaue ich vor dem Essen einen der Ingwer-Anis-»Feueranzünder« aus meinem Kochbuch *East by West. Einfach ayurvedisch kochen für jeden Tag*, knabbere ein bisschen frischen Ingwer oder presse den Saft einer halben Limette in ein kleines Glas Wasser (vor oder beim Essen sollte man nicht zu viel trinken) und gebe noch eine winzige Prise Salz hinein. Nach 10–15 Minuten spätestens wird einem der Mund wässrig!

*Wie integrierst du Ayurveda in deine Morgenroutine?*

Auf viele Arten! Ayurveda ist mir vom ersten Moment an eine Hilfe. Als Erstes schabe ich morgens meine Zunge mit meinem Zungenschaber ab, ein simpler Vorgang, der nur wenige Sekunden dauert und die Beläge entfernt, die sich nachts auf der Zunge gebildet haben. Das beugt Mundgeruch und Infektionen vor. Dann folgen 15–20 Minuten Ölziehen, während ich dusche. Damit entgifte ich den Mund. Außerdem mache ich morgens den Sonnengruß und eine vedische Meditation, zwei Grundpfeiler der ayurvedischen Lebensweise, die mich in den Geist-Körper-Zustand versetzen, den ich brauche, um achtsamer in meinen Tag zu gehen. Dann genehmige ich mir ein wärmendes ayurvedisches Frühstück, zum Beispiel gedünstete Äpfel, Amaranth-Porridge oder – erraten! – Kitchari.

*Gibt es einen simplen ersten Schritt, um Ayurveda zu praktizieren?*

Nimm die Hauptmahlzeit zwischen zwölf und zwei Uhr mittags zu dir, wenn das Verdauungsfeuer/Agni am stärksten ist. Das ist ein simpler Einstieg und wird dir Kraft und Energie verleihen. Mit einem gesunden Verdauungsfeuer hast du die Chance, dich in Bestform zu fühlen, denn Verdauungsprobleme führen zu Trägheit, Abgeschlagenheit, Krankheit und zu häufigem oder zu seltenem Stuhlgang. Nach einem ausgewogenen, leicht verdaulichen Mittagessen bist du angenehm satt, aber du hast kein Völlegefühl und lechzt nicht nach einem bestimmten Geschmack oder einer bestimmten Konsistenz. Du wirst ganz von selbst zwischendurch weniger essen und dich auf ein frühes, leichtes Abendessen freuen, das ideal für deine Verdauung ist und dich besser schlafen lässt. So beschäftigt sich der Körper mit dem, was er am besten kann: Heilen und Entgiften, statt das Steak vom Abend zu verarbeiten. Diese simple Veränderung deiner Essgewohnheiten kann dein Leben so viel besser machen – ich weiß es aus eigener Erfahrung!

## DR. ROBIN BERZIN
*über heilkräftige Nahrungsmittel und die wichtigsten Dinge,
die wir für unser Wohlbefinden tun können*

Dr. Robin Berzin betreibt eine radikale Umorientierung der Gesundheitsfürsorge. Sie will mit ihrem Unternehmen, Parsley Health, der funktionellen Medizin einen zentralen Platz in der Gesellschaft verschaffen. Sie teilt ihre Zeit auf ihre verschiedenen Tätigkeitsbereiche wie Gesundheitsberatung und Leitung ihres Ärzteteams auf. Ihr Wissen über Gesundheit und heilsame Ernährung ist umfassend, und sie nutzt es nicht nur, um ihre Patient*innen zu behandeln, sondern auch zur Fürsorge für ihren eigenen Körper.

*Welche Nahrungsmittel sind dir wegen ihrer heilenden Eigenschaften besonders wichtig?*

Ich habe eine Reihe essenzieller Superfoods, die immer auf den Tisch kommen, denn mir geht es am besten, wenn meine Ernährung möglichst konstant ist. Dazu gehören Eier vom Weidehuhn (natürliches Vitamin B!), dunkle Blattgemüse, Kreuzblütler-Gemüse wie Grünkohl und Rosenkohl, rohe Bio-Mandeln, Olivenöl extra vergine (es lohnt sich, dafür etwas mehr springen zu lassen), Wildlachs und für den Snack zwischendurch Bio-Popcorn und Kombucha.

*Gibt es in deiner ärztlichen Praxis ein Superfood, das du deinen Patient*innen besonders häufig empfiehlst?*

Meiner Meinung nach ist der Schlüssel zur Gesundheit das, was man *nicht* zu sich nimmt – raffiniertes Mehl, raffinierter Zucker und verarbeitete Lebensmittel. Das macht 80 Prozent der gesunden Ernährung aus. Echte, vollwertige, möglichst selbst verarbeitete Nahrungsmittel machen Essen zur »Medizin«. Natürlich essen wir alle gern mal ein Stück Pizza, und ich gönne mir ab und zu mein veganes Lieblingseis, aber wenn man sich zu 80–90 Prozent von unraffinierten und unverarbeiteten Nahrungsmitteln ernährt, dann kann man das bisschen Zucker und Mehl hin und wieder locker wegstecken.

*Mit welchen Beschwerden kommen die Leute am häufigsten in deine Praxis, und zu welchen Veränderungen ihrer Lebensgewohnheiten rätst du ihnen dann?*

Zu uns kommen Männer, Frauen und Kinder mit einer ganzen Bandbreite von Gesundheitsproblemen. Wir sehen gastrointestinale Probleme (Reflux, Morbus Crohn, Verstopfung, Blähungen), psychische Probleme (Angst, depressive Erschöpfung), Herz- und Blutzuckerprobleme (von erhöhtem Cholesterinspiegel und Blutdruck bis zum metabolischen Syndrom und Diabetes), Autoimmunerkrankungen (alles von Ekzemen bis zur Multiplen Sklerose) und Hormonungleichgewichte (PMS, Polyzystisches Ovarialsyndrom, Unfruchtbarkeit, Menopause und Hormonprobleme bei Männern).

Bei allen Beschwerden betrachten wir zunächst die Person und machen uns ein Bild, wie es bei ihr an diesen Punkt gekommen ist. Oft haben die Probleme schon vor langer Zeit begonnen. Den Ursprung zu kennen ist sehr wichtig für die Erstellung eines Therapieplans. Der erste Ansatzpunkt ist dann immer die Ernährung. Viele Menschen haben Nahrungsmittelallergien und -unverträglichkeiten, von denen sie gar nichts wissen. Einem Patienten von mir, der an Nussallergien und Heuschnupfen litt, war gar nicht klar, dass er auch allergisch gegen Gluten und Milchprodukte war. Als er beides wegließ, verschwanden seine Nussallergien und sein Heuschnupfen, weil die chronischen Entzündungen in seinem Organismus heilen konnten.

Andere Menschen pushen sich ständig mit Zucker und Koffein und trinken zum Runterkommen regelmäßig Alkohol, und das führt zu allen möglichen Problemen, von chronischer Müdigkeit, Kopfschmerzen und Gewichtszunahme bis hin zu Schlafstörungen, ja sogar Depressionen und Autoimmunerkrankungen. Bei manchen Leuten reicht es, solche Genussmittel wegzulassen.

*Hast du irgendwelche Tricks, um den Energiepegel*
*über den Tag hochzuhalten, besonders während des Nachmittagstiefs?*

Allerdings! Iss früh zu Abend (damit du intervallfasten kannst) und starte den Tag mit einem Frühstück, das reich an gesundem Fett und an Nährstoffen ist, also etwa Eiern und Avocado. Wie du den Tag beginnst, wirkt sich darauf aus, wie du dich Stunden später fühlst. Zweitens: Vermeide beim Mittagessen Kohlenhydrate. Sie geben dir zwar zunächst einen Energieschub, aber dann gegen 15 Uhr ein mächtiges Tief. Halte dich beim Mittagessen an gekochtes Gemüse, Nüsse und Saaten und nachhaltig erzeugtes Eiweiß. Wenn du mittags einen Salat isst, sollte er auch Nüsse und Saaten und/oder eine tierische Eiweißquelle enthalten. Ich sehe oft, wie Leute zu Mittag eine Schüssel voll Blätter essen und sich dann wundern, dass sie um 15 Uhr einen Mordshunger haben. Drittens: Trink reichlich Wasser! Manchmal ist der Nebel im Kopf in Wirklichkeit Flüssigkeitsmangel, vor allem, wenn du am Morgen ein, zwei Tassen Kaffee getrunken hast und die Wirkung jetzt nachlässt. Viertens: Denk daran, dass Kaffee stundenlang in deinem System bleibt. Wenn du zu spät am Tag welchen trinkst – was schon nach 10 Uhr morgens sein kann –, hält er dich eventuell am Abend lange wach und beeinträchtigt deinen Schlaf. Dann bist du am nächsten Tag noch müder und hungriger.

*Was ist das Wichtigste, das man für sein Wohlbefinden tun kann?*

Zwei Dinge! Erstens: die eigene Ernährung verändern. Raffinierten Zucker, raffiniertes Mehl und verarbeitete, abgepackte Nahrungsmittel streichen ist, wie gesagt, ein ganz entscheidender Schritt. Dann: eine Form von täglicher körperlicher Bewegung finden, die dir gefällt. Schleppst du dich lustlos ins Fitnessstudio, such dir etwas anderes. Walking, Yoga, Hantelübungen, ein Teamsport, Tanzen – was immer du willst. Körperliche Bewegung entgiftet, stimuliert die Ausschüttung von Endorphinen, die die Stimmung heben, und verbessert die Insulinsensitivität, die deinen Blutzucker reguliert. Körperliche Betätigung hält die Verdauung in Gang – die Leute vergessen leicht, dass übermäßiges Sitzen zu Verstopfung führt. Finde also eine Form von körperlicher Betätigung, die dir gefällt und die du dein Leben lang praktizieren möchtest. Oder zumindest bis auf Weiteres!

# 4
# DRÜCK AUF NEUSTART

## Ändere deine Bewegung

*Nicht die Dinge selbst beunruhigen die Menschen,
sondern die Meinungen und das Urteil über die Dinge.*
**– Epiktet**

Nirgendwo ist die Körper-Geist-Verbindung relevanter als in unserer Beziehung zu körperlicher Betätigung. Zahlreiche Forschungsergebnisse belegen, dass der Zustand unseres physischen Körpers unseren Geisteszustand widerspiegelt. Nehmen wir das Thema Stress und seine Auswirkungen auf unseren Körper. Bei einem messbar hohen Stresspegel reagiert unser Körper, indem er eine Flut von Stresshormonen produziert, die ihn überschwemmen. Diese Stressreaktion hat sich beim Menschen entwickelt, damit wir Kraftreserven mobilisieren und bei Gefahr schnell reagieren können. Unser Problem heute ist, dass wir durch extrem hohe Stresslevel diese Reaktion fast ununterbrochen aktivieren, sodass unser Körper glaubt, wir schwebten ständig in großer Gefahr. Das strapaziert den Körper sehr, führt zu Bluthochdruck und Arterienverkalkung. Veränderungen im Gehirn tragen zu Depressionen, Ängsten und Süchten bei. Eine hohe Stressbelastung begünstigt wohl auch eine Immunschwäche. Wir werden häufiger krank und neigen zu Gewichtszunahme.

Durch körperliche Bewegung kann man Stress wunderbar reduzieren, den Körper kräftigen und sich den ganzen Tag lang gesund, energiegeladen und ausgeglichen fühlen. Aber nur, wenn wir es ruhig angehen lassen!

Ich rede gern mit meinen Gruppen über den Unterschied zwischen stressigen Work-outs und Sessions, die den Stress lindern. Nach einem stressigen Work-out stöhnen die Teilnehmer*innen oft: »Bin ich froh, dass der Work-out zu Ende ist!«, und »belohnen« sich mit Fast Food. Verbrannte Kalorien werden gegen den Kalorien-Input aufgerechnet, der endlose Kreislauf aus Strafe und Belohnung geht immer weiter und wird verstärkt. Dagegen berichten im Paralleluniversum der stressreduzierenden Workouts die Leute meist, dass sie mit sich im Einklang sind. Sie wollen sich das gute Gefühl erhalten und kochen sich entweder etwas Gesundes oder gehen in Ruhe einer kreativen oder produktiven Beschäftigung nach. Dein Workout mag nur ungefähr eine Stunde dauern – die langfristigen Wirkungen halten viel länger an. Sie prägen und verstärken deine Gewohnheiten.

Deine Work-out-Routine kann dich zu einem gelasseneren, ausgewogeneren und verbundeneren Leben führen oder für mehr Stress, Anspannung und destruktive Gewohnheiten sorgen. Achte also darauf, wie du dich nach deinen Work-outs fühlst. Wenn du danach noch angestrengter oder erschöpfter bist als davor, dann ist es an der Zeit, etwas zu ändern.

# Innere Haltung und Leistung – eine persönliche Erfahrung

Vor ein paar Jahren nahm ich für ein Projekt mit der Firma Reebok an einem CrossFit-Kurs teil. CrossFit ist so ziemlich der letzte Ort, an dem ich freiwillig trainieren würde. Ich habe keine Erfahrung mit Gewichtheben, und Wettkampfsport sagt mir nichts. Vor dem Kurs fragte ich den Coach, ob er irgendwelche Empfehlungen für mich hätte und welches Ziel ich ansteuern sollte. Er war sehr nett und machte mir Mut. Das Ziel sei es, meinte er, an jeder Station so viele Wiederholungen wie möglich zu schaffen, bevor ich zur nächsten weiterginge. Ich war ehrlich erleichtert, dass ich Effizienz anstreben sollte, obwohl das für Außenstehende nicht gerade offensichtlich ist. Bei einer so knallharten Trainingsmethode wie CrossFit scheint nämlich etwas ganz anderes zu zählen: wie viel du stemmst, wie gestählt du bist, wie gut du performst.

Ich ging mit einer Einstellung in den Kurs, die lautete: Ich will Spaß haben und mein Bestes tun, um so viele Wiederholungen wie möglich pro Station zu schaffen. Mir gefiel, dass bei CrossFit alle gemeinsam trainieren, das verstärkte meine positive Einstellung. Eine meiner ersten Stationen war der »Wandball«. Man geht mit einem Medizinball in den Armen in die Hocke, wirft beim Hochkommen den Ball gegen die Wand, fängt ihn auf, geht wieder in die Hocke und so weiter. Wir zählten unsere Kniebeugen. Als der Pfiff ertönte, der uns zur nächsten Station trieb, fiel mir auf, dass ich als Erste von allen anderen dort ankam. Ich bin durchaus nicht erfahrener, besser, schneller oder stärker, aber ich habe viel Zeit damit verbracht, die besten Bewegungsabläufe für meinen Körper zu finden und mir dabei selbst noch etwas Gutes zu tun. Als ich den Pfiff hörte, ging ich in die Hocke, legte den Ball schnell und leise ab und ging, ohne viel Energie aufzuwenden, zur nächsten Station. Meine Mitstreiter gingen da ganz anders vor. Sie knallten den Ball auf den Boden, wobei sie laut schrien, weil man damit angeblich Kalorien verbrennt, und stapften in Heldenpose zur nächsten Station. Unsere Choreografie unterschied sich gewaltig.

Ich gelangte am schnellsten von einer Station zur nächsten und hörte hochzufrieden auf. Übergänge waren meine Stärke, auch wenn der Fokus des Kurses nicht auf ihnen lag. Meine Chance bestand in der Art und Weise, wie wir von A nach B kommen. Der Kurs war megaanstrengend. Ich hätte mich noch mehr verausgaben können, wenn ich mit so viel Anspannung wie möglich zum nächsten Gerät gestapft wäre, aber ich versuchte es lieber mit einem Höchstmaß an Leichtigkeit und Effizienz. Eine Zukunft als Cross-Fit-Champion schließe ich für mich aus, aber Fakt ist, dass mir mehr Wiederholungen gelangen, als irgendjemand für möglich gehalten hatte, und das lag vor allem daran, dass ich die Übergänge entschärfte und dabei noch jede Menge Spaß hatte.

Eine ähnliche Erfahrung machte ich bei einem Spartan Race für Frauen (an dem ich ebenfalls als Botschafterin für Reebok teilnahm). Bei diesem Hindernislauf mussten wir durch einen Natursee schwimmen, unter Stacheldraht hindurchkriechen und über viele Wände klettern. Ich lief mit einer Gruppe Freundinnen und hatte richtig viel Spaß. Meine Teamkolleginnen waren gestandene Hindernisläuferinnen und ich blutige Anfängerin. Ich war froh, dass ich sie nicht ausbremste und ohne Verletzung davonkam.

Auch hier lag der Unterschied in meiner inneren Haltung: Ich beschloss, Freude zu empfinden und meine körperliche Leistung auf die effizienteste Art zu erbringen.

An ein Hindernis erinnere ich mich besonders gut. Wir bekamen jede einen schweren Sandsack, den wir einen steilen Hügel hoch- und wieder zurückziehen mussten. Alle Frauen in meiner Umgebung zerrten den schweren Sack über den Boden. Das belastete ihren Rücken sehr, aber sie schafften es, weil sie eine Menge Kraft hatten, viel mehr als ich. Sie blieben ab und zu stehen, damit der Schmerz nachließ und sie sich psychisch aufbauen konnten. Als ich das Hindernis sah, war mein erster Gedanke: Den schweren Sack kann ich auf keinen Fall den Hügel hochziehen, so stark bin ich nicht, und ich will mir meinen Rücken nicht kaputt machen. Aber ich fand eine Lösung. Ich warf mir den Sack über die Schulter, ging in die Knie und beugte mich leicht vor, um ins Gleichgewicht zu finden. Den Sack auf dem Rücken zu tragen war machbar für mich. Ich lief den Hügel hoch und joggte grinsend zurück, stolz darauf, dass ich eine für mich passende Lösung gefunden hatte. Bestimmt werde ich in nächster Zeit nicht für Hindernisläufe trainieren, aber ich weiß jetzt, dass ich notfalls Bewältigungsstrategien kenne, die für meinen Körper gut sind. Es ist toll, wenn eine Methode, die du für einen bestimmten Lebensbereich entwickelt hast, auch für viele andere funktioniert.

## Training muss nicht wehtun

Ich bin keine Bodybuilderin und keine Ausdauersportlerin, was inzwischen wohl klar geworden ist. Ich will meine Erfahrungen teilen, um zu zeigen, dass es möglich ist, schwierige körperliche Herausforderungen zu bewältigen, indem man bessere Bewegungen und eine positive Grundhaltung findet und nicht auf Stärke oder Aggression setzt.

Ich bin nicht der Meinung, dass wir beim Training körperliche Schmerzen aushalten sollten. Du kannst viel mehr leisten, wenn du herausfindest, wie du deinen Körper möglichst effizient bewegst. Wenn wir glauben, dass Schmerz am ehesten zu Leistung führt, setzen wir uns sehr enge Grenzen.

Wir sind so sehr daran gewöhnt, Schmerz als Zeichen von Erfolg zu deuten, dass wir uns bald nur noch schlecht fühlen und suboptimale Leistung bringen. Als ersten Schritt sollten wir beim Training unsere Gedanken auf positive Selbstermächtigung ausrichten. In einem nächsten Schritt verändern wir unsere Bewegungen. Beides zusammen ist der Königsweg zu körperlichem Wohlbefinden und Gleichgewicht.

Ich bin selten die stärkste oder schnellste Person im Raum, aber ich achte immer darauf, mich bei körperlichen Betätigungen so effizient und harmonisch wie möglich zu bewegen und den Vorgang zu genießen. Ich strebe nach Leichtigkeit und Effizienz, ob ich nun Yoga praktiziere, mit Daisy spiele oder mich intensiven Erfahrungen wie CrossFit oder dem Spartan Race stelle. Ich will nicht unbedingt besser sein als andere. Ich will das erreichen, was *mir* möglich ist. Mein Ziel ist es, durchgängig eine positive Einstellung und effiziente Bewegungen beizubehalten, damit ich bei allem, was ich tue, mein Potenzial erreiche und jeden Augenblick genieße. Auf diese Art erreiche ich mehr, bin präsenter und verspüre Dankbarkeit für mein Leben. Das möchte ich häufiger erleben, und ich weiß, dass ich mit meinem Wunsch nach mehr Leistung, Wohlgefühl und Dankbarkeit nicht allein bin. Es gibt ein Rezept, aber das besteht nicht in Work-outs oder Yoga. Die Magie ist in dir.

# Echte Body Positivity

Ob du lieber Yoga machst oder joggst, ob du Indoor-Cycling liebst oder Gewichte hebst – ohne einen klaren Geist, belastet von negativen Selbstgesprächen oder gestresst von der Arbeit steht dein Körper unter Strom, und die Übung, die du machst, kann sogar schädliche Auswirkungen haben, d. h. die Muskelspannung erhöhen, den Fortschritt behindern, die Gewichtsabnahme erschweren und alle möglichen Verdauungsprobleme verursachen.

Wir leben in der Ära der »Body Positivity«, was zunächst einmal toll klingt. Aber wir sollten sicher sein, dass wir mit diesem trendigen Begriff nichts verschleiern und darunter nicht etwa Ängste, Körperscham und Unbehagen über unser Äußeres lauern. Um unseren Körper wirklich lieben und akzeptieren zu können, müssen wir auch akzeptieren, dass er ein Ausdruck unserer geistigen und spirituellen Verfassung und unserer Lebensentscheidungen ist. Unser Körper ist zu unglaublichen Dingen imstande, wenn wir ihn richtig behandeln. Er ist unsere Heimat, ein Leben lang. Nehmen wir uns also vor, ihn achtsamer zu behandeln. Hören wir auf zu urteilen und ihn zu entwürdigen, und fangen wir an, unseren Körper durch Bewegung zu ehren. Jeden Tag!

# Sei dein eigener Cheerleader

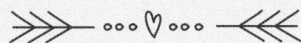

Deine Beziehung zur Übungspraxis entwickelt sich ständig weiter, und sie beginnt in deinem Kopf. Solltest du merken, dass du während der Übungen in negative Gedankenmuster verfällst, hab Geduld mit dir. Die hast du ja auch, wenn deine Gedanken beim Meditieren umherwandern. Denk daran: Beim Üben werden dich ab und zu negative Gedanken anfliegen. Nimm sie wahr und kehre dann gelassen zu deinem Fokus zurück. Wenn ich merke, dass sich während der Übungen negative Gedanken einschleichen, spreche ich das folgende liebevolle Gebet. Du kannst es gern übernehmen, wenn es einen Widerhall in dir findet, oder dir ein eigenes überlegen. Wichtig ist: Es soll dich zu einem positiven Selbstgespräch anregen:

> Ich danke meinem Körper und der Art und Weise, wie er mir dient.
> Ich achte meinen Körper und erlaube ihm,
> zu wachsen und sich zu verändern.
> Ich liebe meinen Körper und werde mit heilsamen Bewegungen
> für ihn sorgen.
> Ich genieße meinen Körper und werde alles feiern, was mir dazu verhilft.

# *Schreib's auf:* Ziele für ein gutes Körpergefühl

Auf geht's. Machen wir den Weg frei für eine neue Beziehung zu deinem Körper und deiner Trainingspraxis. Dazu werden wir ein paar Ziele definieren, die wir durch eine Anzahl von Fragen ermitteln. Lass sie auf dich wirken und schreib deine Antworten auf. Am Ende des Kapitels werden wir auf sie zurückkommen.

- Wie oft machst du zurzeit ein strukturiertes Übungsprogramm, zum Beispiel Yoga, Wandern oder Fitness? Wie häufig würdest du im Idealfall gern üben?
- Was passiert beim Üben mit deinen Gedanken? Nimmst du Stress und Negativität in dein Work-out mit hinein?
- Welche Art von Übungen praktizierst du derzeit und für welche neue Art von Bewegungsübungen wärst du offen? Welche würdest du ausprobieren?
- Bewegst du dich im Lauf des Tages viel oder sitzt du die meiste Zeit?
- Gibt es Möglichkeiten, im Alltag mehr Bewegungen einzubauen? Zum Beispiel Treppen steigen statt Aufzug fahren? Zwischendurch mal spazieren gehen? Statt das Handy zu checken, ein paar Liegestütze oder Stretching-Übungen machen?

Schau dir deine Antworten an. Was würdest du an der Beziehung zu deinem Körper und beim Training gern verändern? Das sind deine neuen Körpergefühl-Ziele. Schreib sie ebenfalls auf. Als Anregung hier meine eigenen Ziele:

- Ich will täglich Yoga praktizieren, und wenn auch nur für 10 oder 20 Minuten.
- Ich will mich mindestens einmal die Woche mit einer neuen Übung herausfordern.
- Ich will mehr nach draußen gehen und walken oder wandern.
- Ich will meine Arbeit häufiger unterbrechen und in den Pausen einfache Übungen wie Liegestütze machen.
- Ich möchte mich in meinem Körper wohlfühlen und regelmäßig meine innere Haltung überprüfen.

Gut. Du hast deine Ziele wie Wegweiser für dieses Kapitel aufgestellt. Fangen wir an. Wie im vorigen Kapitel gibt es auch hier drei Phasen, die wir in Woche 4 von *Detoxing – Reinige deinen Körper, kläre deinen Geist* erkunden werden.

*Gute Bewegung:* Wir üben, wie du in den Flow kommst, die richtige innere Haltung einnimmst und deine ganz normalen Bewegungen im Alltag harmonisierst.

*Übungspraxis neu definieren:* Wir verändern deine Gewohnheiten durch Bewegung und schaffen Gelegenheiten für gezielte Bewegungsübungen im Alltag.

*Bewegung im Freien:* Im Zweifelsfall nach draußen, heißt die Devise. Wir erforschen die Heilkraft der Natur. Ob du in einer Stadt oder am Stadtrand oder auf dem Land lebst – du kannst überall von der Natur profitieren. Sie ist allgegenwärtig.

# Gute Bewegung

Bloß kein Zwang! In unserer modernen Zeit glauben viele, dass mehr Einsatz immer auch mehr Fortschritt bedeutet. Maximale Anstrengung, heißt es, führe zu maximalem Ertrag, beim Training wie im Leben. Wenn wir physisch und psychisch nicht im Dauerstress sind, reden wir uns ein, dass wir nicht hart genug arbeiten. Doch das Gegenteil trifft zu, besonders im Hinblick auf körperliche Bewegung. Wenn du zum Beispiel Angst hast, nicht rechtzeitig in deinen Cardio-Bootcamp-Kurs zu kommen, beißt du auf dem Weg dahin die Zähne zusammen und runzelst die Stirn und erzeugst so eine zusätzliche Anspannung in deinem Körper und Geist, obwohl du dir doch etwas Gutes tun willst. Wenn du dich beim Yoga innerlich beschimpfst, weil du nicht stark oder beweglich genug bist, haben die Übungen keine Chance, dir zu nützen. Wenn du dich bei der Arbeit so sehr konzentrierst, dass du den Körper verspannst, bringt dich das eher *aus* dem Gleichgewicht.

Das sind Erfahrungen, die wir alle machen. Wir alle haben Verspannungen im Körper, die sich darauf auswirken, wie wir uns tagsüber bewegen und funktionieren. Aber wir können uns die Zeit nehmen, Gewohnheiten zu erkennen, die uns nicht dienen, und uns verändern und neue Gewohnheiten entwickeln. Balance ist nicht das Ende der Reise. Perfektion fällt uns nicht irgendwann in den Schoß. Ein Leben in Balance erfordert ständige Aufmerksamkeit und immer neue Anpassungen, damit du dich besser und mehr wie du selbst fühlst.

Uns wurde gesagt, dass Krankheit, Burn-out, Anspannung und Stress nun mal zu unserem vollgepackten Alltag gehören. Wir bilden uns sogar etwas darauf ein, weil es bedeutet, dass wir hart arbeiten und aus dem Leben herausholen, was nur geht. In Wahrheit handelt es sich aber um Warnsignale. Unser Körper schwenkt das rote Fähnchen: Stopp! Statt uns körperlich bis zur Grenze der Belastbarkeit zu pushen und uns das Letzte abzuverlangen, sollten wir uns eine Philosophie der effektiven Bewegung zulegen. Ich nenne sie »gute Bewegung«. Wir müssen uns gut bewegen lernen, um unseren Körper zu heilen und zu regenerieren, statt uns auszupowern, zu überlasten und physisch völlig zu verausgaben. Wenn wir uns gut bewegen, entdecken wir unser wahres Potenzial. Wir sind zu mehr fähig, als wir für möglich hielten, und haben dann Zugang zu unserer Kraft, wenn wir sie brauchen. Und dabei regenerieren wir uns sogar noch.

Wenn wir uns bis zur Schmerzgrenze pushen, beim Joggen oder Aufräumen oder wo auch immer, tun wir unserem Körper nichts Gutes. Wir müssen lernen, uns so effektiv wie möglich in einem gesunden Bereich zu bewegen, in dem sich alte Gewohnheiten auflösen und neue, gesunde, stärkende einschleifen können. Auch ein gesundes Verhältnis zu Herausforderungen lässt sich durch gute Bewegung entwickeln. Körperliche Aktivitäten sind dann ein natürlicher Zustand und nicht mehr eine Pflichtübung oder Strafe.

Während dieser Phase von Woche 4 konzentrieren wir uns darauf, bei unseren täglichen Aufgaben harmonische Bewegungen zu praktizieren. Körperliche Tätigkeiten sind kein notwendiges Übel, zu dem man sich zwingen muss. Wir praktizieren »gute Bewegung« bei allem, was wir tun – beim Aufwachen, Einkäufe wegräumen, Gehen. Es mag albern klingen, dass du dich beim Türaufmachen, Herumstehen oder Kaffeekochen »gut bewegen« sollst, aber wie sollen wir beim strukturierten Work-out etwas beherrschen, was wir im täglichen Einerlei nicht geübt haben?

# Modernes Tai-Chi

Bei Tai-Chi denken wir in der Regel an ältere Chinesen, die in einem Park gemeinsam sanfte, fließende Bewegungen vollführen. Doch die Philosophie dahinter hat viel mehr zu bieten als stresslindernde Übungen. Tai-Chi ist eine Lebensweise, die seit Jahrtausenden in China praktiziert und von Generation zu Generation weitergegeben wird. Ursprünglich eine Philosophie, entwickelte es sich zu einer Kampfkunst, und die Übungen, wie wir sie heute kennen, sind nur wenige Hundert Jahre alt. Tai-Chi bedeutet »das höchste Äußerste« und beinhaltet das Streben nach dem Grenzenlosen, der übergreifenden Existenz, dem Ewigen. Ein Leitprinzip des Tai-Chi ist die Theorie der Gegensätze: Yin und Yang, negativ und positiv. Gemäß Tai-Chi lassen sich die Fähigkeiten des menschlichen Körpers weit über das von uns angenommene Potenzial hinaus entwickeln. Die Zivilisation kann die höchste Stufe erreichen. Kreativität kennt keine Grenzen, und der menschliche Geist sollte nicht in seinen Möglichkeiten beschränkt werden. Die Übenden entwickeln sich in Richtung auf das »Äußerste«, indem sie die natürliche Yin- und Yang-Energie ausgleichen und sich in Einklang mit dem Selbst und der Natur bewegen.

Wir können die gewaltige, alte Weisheit des Tai-Chi ganz praktisch auf unser modernes Leben anwenden. Tai-Chi betont, dass wir unsere Ziele durch eine maßvolle, natürliche Lebensweise erreichen. Die Kernaussage von Tai-Chi lautet, wir sollen nach Harmonie von Körper und Geist streben, während wir auf die Natur eingestimmt sind. Wir schaffen Harmonie im Leben durch unser Denken (Meditation), Bewegungen (Übungspraxis) und Handeln (Freundlichkeit und Dienst). Wenn wir uns mit Anmut und Effizienz bewegen, gelangen wir in den Tai-Chi-Flow und erleben Kreativität, Fülle und Wohlbefinden. Betrachte Tai-Chi als universelle Wahrheit, die in dir existiert und entdeckt werden will. Sie ist bereits ein Teil von dir, und das Glück liegt darin, sie dir bewusst anzueignen.

# BEWEGUNGSÜBUNG AM MORGEN – MIT TAI-CHI AUS DEN FEDERN

Hier ist eine Übung für deine Morgenroutine, die den Körper beim Erwachen energetisiert und dich zu harmonischen Bewegungen anspornt:

1. Roll dich aus dem Bett und steh auf. Schwenke die Hüften zur Seite, um eine bequeme, breite und stabile Standposition zu finden. Geh leicht in die Knie, damit du beweglich bleibst. Lass die Arme seitlich hängen.

2. Schüttle die Arme kräftig, lass Hände und Arme völlig frei schwingen. Gestatte deinem Körper, sich natürlich mit dem Atem zu heben und zu senken. Setz die Bewegung fort und nimm zehn tiefe Atemzüge, bei denen die Ausatmung etwas länger ist als die Einatmung. Lass danach die Hände wieder seitlich am Körper herabhängen und atme noch ein paarmal tief und lange ein und aus.

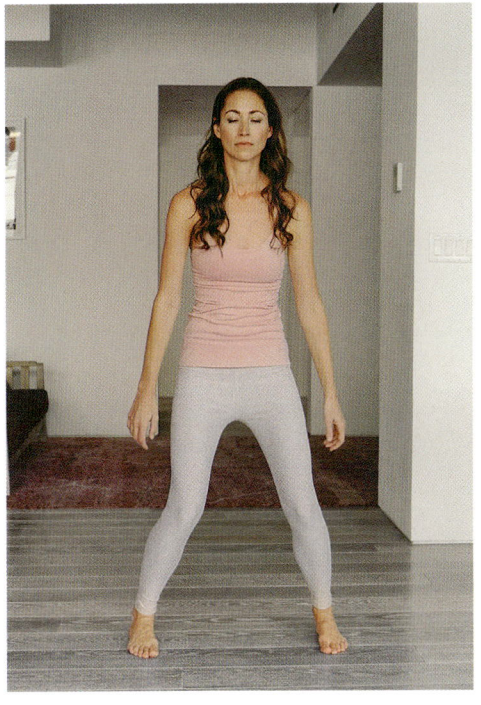
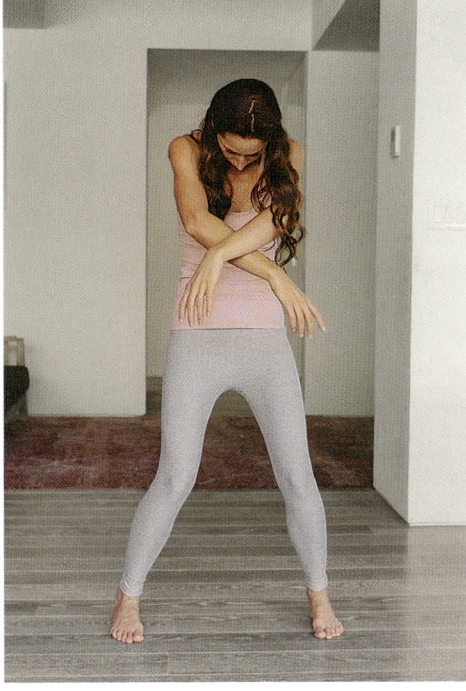

3. Kreuz die Arme vor dir und mach einen Katzenbuckel. Lass Kopf und Nacken los. Atme ein und streck den Körper und die Arme über den Kopf. Öffne dabei die Arme beim Heben, sodass sie parallel zueinander zur Decke zeigen. Atme aus und senk dabei die Arme neben den Körper. Das wiederholst du zehn Mal. Komm in deine Mitte zurück, während die Arme seitlich herabhängen, und atme ein paarmal tief ein und aus.

4. Schiebe in einer fließenden Bewegung die Hüfte nach rechts und verlagere das Gewicht auf die rechte Seite. Der linke Fuß bleibt auf dem Boden. Lass die Arme nach rechts folgen. Atme ein und schwinge die Arme zur rechten Seite und durch die Mitte nach oben, sodass sie zur Decke zeigen. Atme aus und setze die Kreisbewegung fort.

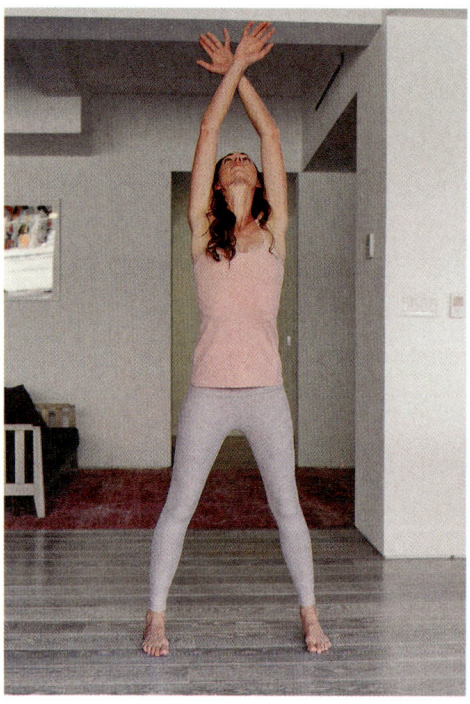 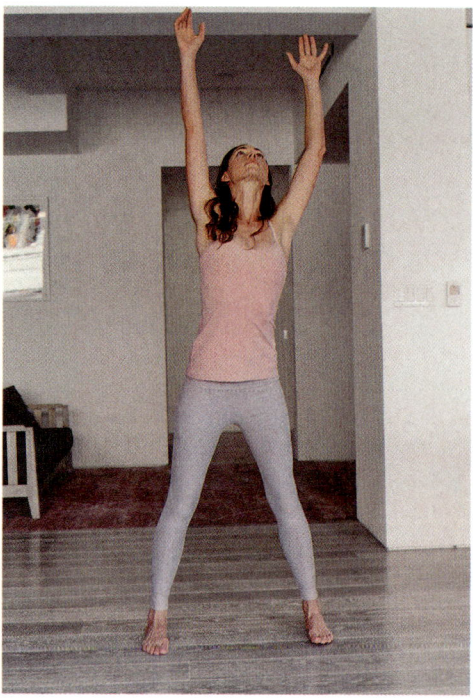

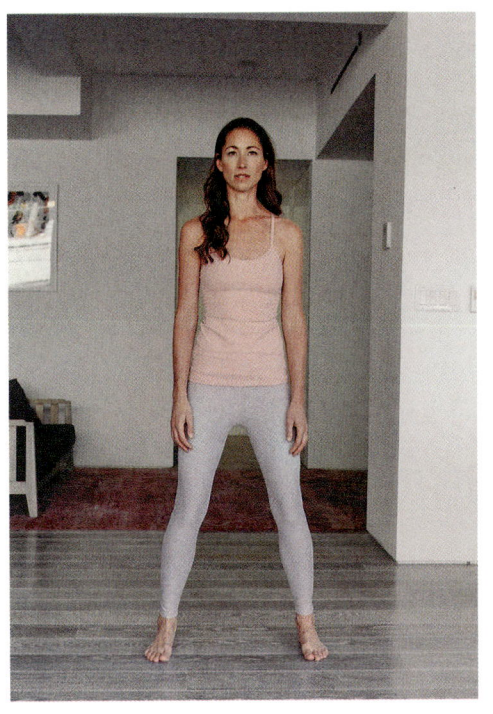
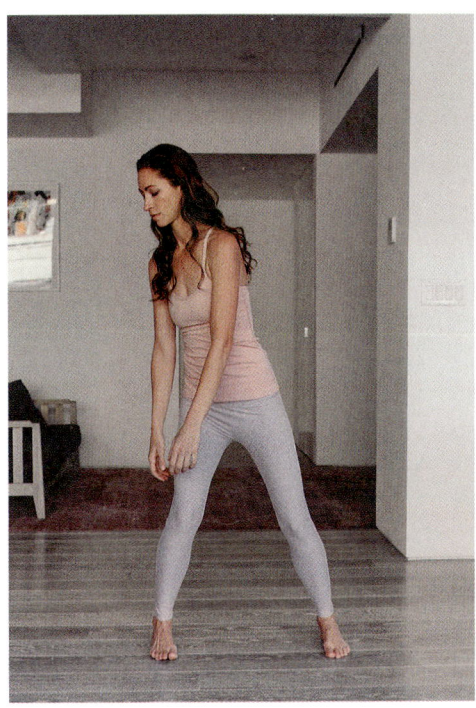
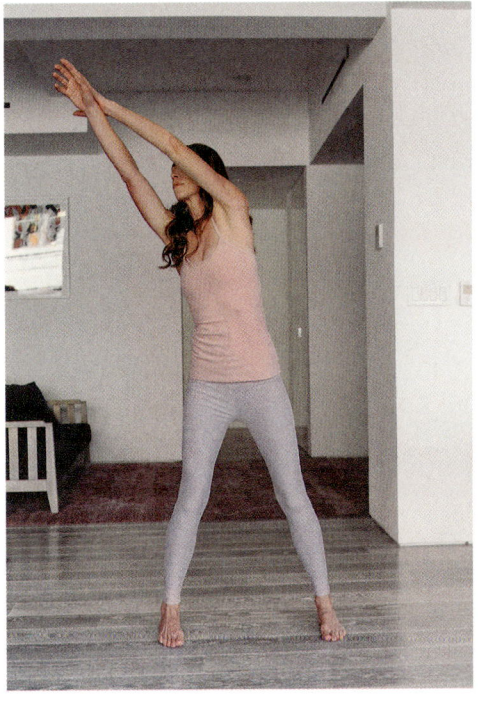
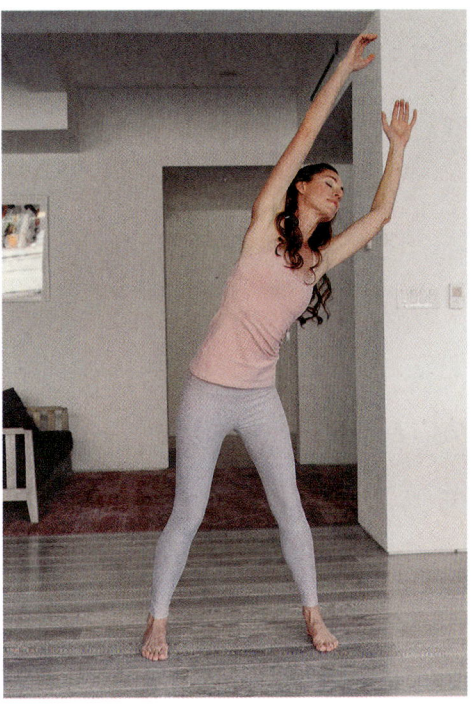

5. Kreise vier Mal mit den Armen, bis sie über dir zur Ruhe kommen. Lass mit dem Ausatmen deine Arme seitlich herabsinken.
Wiederhole die Bewegung, indem du die Hüfte nach links schiebst und den Kreis andersherum beginnst. Nach vier weiteren Wiederholungen kommen die Arme über dir zur Ruhe und du senkst sie seitlich herab. Nimm drei lange, tiefe Atemzüge und spüre, wie du dich fühlst.

6. Komm wieder in einen bequemen Stand und atme ein paarmal tief ein und aus. Schüttle die Arme noch einmal ausgiebig und lass die Übung in Stille ausklingen. Atme einmal lange und tief durch die Nase ein und durch den Mund aus.

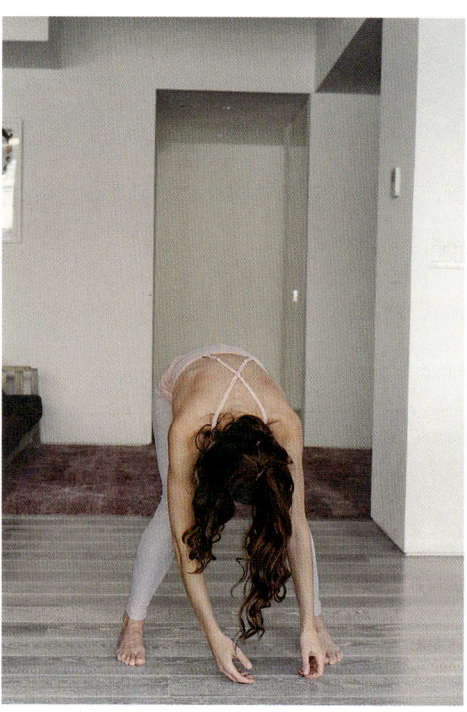
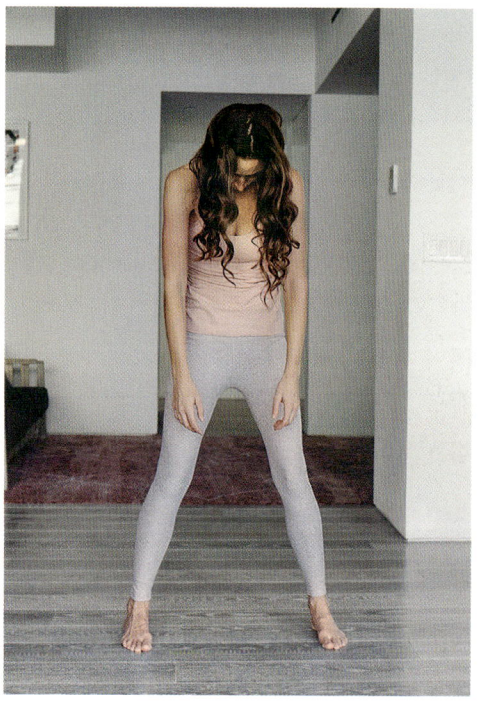

## EINKAUFSTASCHEN HEBEN

Du kommst gerade vom Lebensmittelhändler oder Markt zurück und hast deine Einkaufstasche auf dem Boden abgestellt. Wie hebst du die Tasche an, um die Einkäufe zu verstauen? Gibt es eine Möglichkeit, die deinem Körper nützt und dein ganzes Selbst harmonisiert? Warum interessieren wir uns dafür, wie du eine Einkaufstasche hochhebst? Weil die Art, wie du Alltagsdinge erledigst, wahrscheinlich die Anspannung – oder Leichtigkeit – erkennen lässt, mit der du anstrengendere Aktivitäten wie Joggen oder Yoga ausführst.

1. Stell dich neben deine Einkaufstasche. Beug die Knie und stütz dich mit den Händen auf dem Boden ab. Verlass dich auf die Stärke deiner Arme, damit die Knie entlastet sind. Geh langsam in die Hocke. Dass kein Druck auf den Knien lastet, ist entscheidend, damit du keine Knieprobleme bekommst.

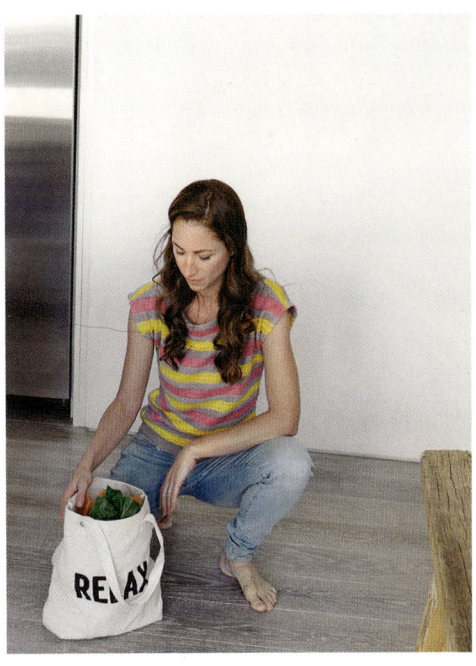
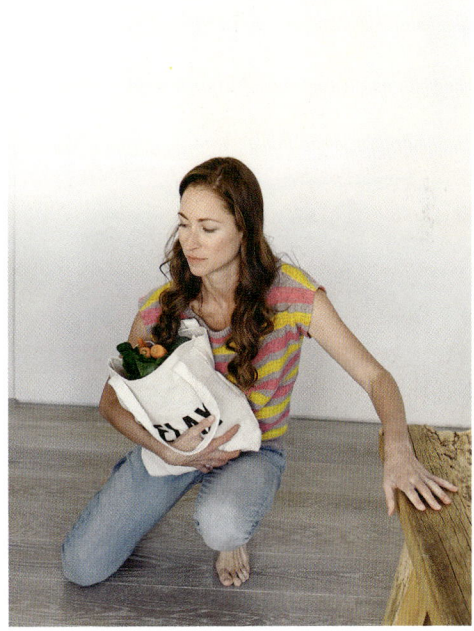

2. Wie hebst du die Tasche hoch? Wenn du einen Deckel vom Marmeladeglas drehst, hältst du das Glas weit von dir weg oder dicht am Körper? Meistens klappt es nahe am Körper besser, oder? Bei deiner Tasche ist das genauso. Zieh die Tasche zu dir heran und umarme sie. Wenn das mit einem Arm geht, nutze den anderen, um dich auf dem Boden abzustützen. Ist die Tasche zu schwer, nimm einen Artikel nach dem anderen heraus und lege ihn auf die Arbeitsplatte, bis die Tasche so leicht ist, dass du sie mit einem Arm umfassen und dich mit dem anderen abstützen kannst. Stell die Tasche auf die Arbeitsplatte.

Eine Einkaufstasche so hochzuheben, dass die Körperkoordination gefördert wird, ist eine unkomplizierte Übung. Zum einen ist die Verletzungsgefahr geringer, aber vor allem bewegst du den ganzen Körper auf eine Art, die deine Koordination und Kraft stärkt und dir damit auch bei schwierigeren körperlichen Aktivitäten zugutekommt.

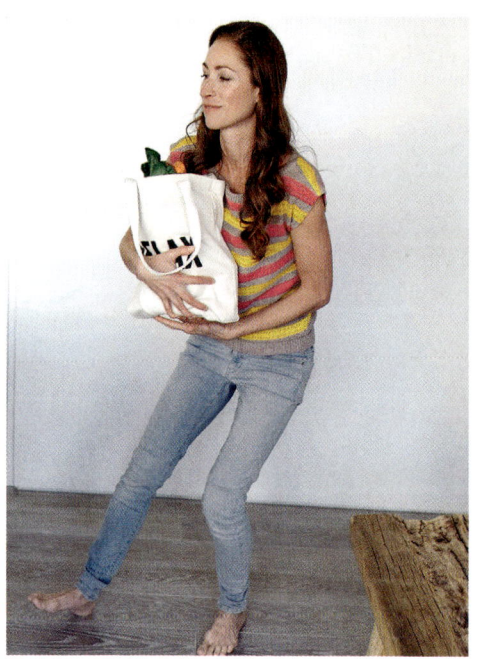
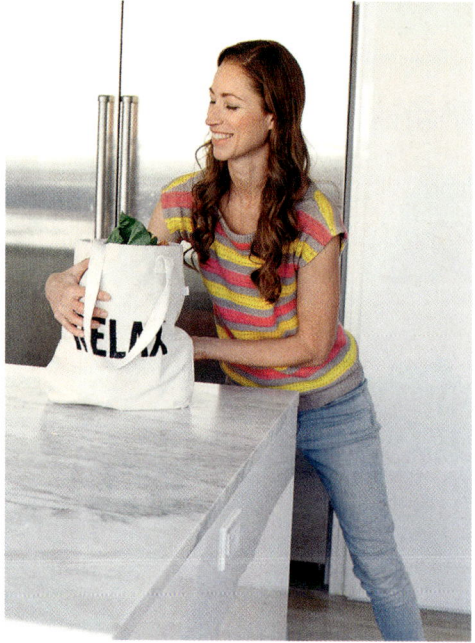

## DEN BODEN FEGEN

Eine meiner liebsten Übungen für gute Bewegung ist das Fegen. Putzen erscheint uns oft wie eine lästige Pflicht, die wir am liebsten delegieren, während wir uns Wichtigerem widmen. Nach Tai-Chi ist es genau diese fragmentierte Denkweise, die uns die innere Harmonie raubt und uns als Individuen und als Gesellschaft krank macht. Laut Tai-Chi gehören einfache Tätigkeiten wie Fegen und Putzen zur Praxis der Einfachheit und Wertschätzung allen Lebens, die uns Vitalität schenkt.

Fegen nach Tai-Chi-Prinzipien:

1. Halte den Besen nahe am Körper. Beweg dich beim Fegen aus deiner Mitte heraus und aktiviere den ganzen Körper, nicht nur die Muskeln von Armen und Schultern. Der Besen bewegt sich, weil deine Mitte aktiv ist, nicht weil du ihn mit deinen Armmuskeln schiebst.

2. Setze deinen Arm ein, um die Richtung des Besens zu bestimmen, nicht um ihn in Bewegung zu versetzen. Achte darauf, wie du die Richtung änderst. Halte den Besen auch weiterhin dicht am Körper.

Wenn du dazu neigst, mit einem Arm zu fegen, bis der Arm oder die Schulter ermüden, ist der Ganzkörper-Einsatz genau das Richtige für dich. Er verhilft zu einer besseren Koordination und mehr Harmonie, und das meditative Fegen fühlt sich vielleicht sogar richtig gut an!

## SCHLUSS MIT DEM »DOPPELSPIEL«

Wir alle haben komische Angewohnheiten und Körperhaltungen, in die wir gelegentlich, meist unbewusst, verfallen. Ich zum Beispiel fange an, mit den Armen zu rudern, wenn ich aufgeregt bin. Damit tue ich mir nicht unbedingt weh, aber die Bewegungen erzeugen Spannung und sind alles andere als harmonisch. Tai-Chi beschreibt »Ausrichtung« als harmonische Bewegung im Einklang mit dem Selbst – bei allem, was man tut. Jede Aktion, die für die Ausführung einer Bewegung nicht notwendig ist, blockiert das Chi. Ich will kein blockiertes Chi, deshalb versuche ich, meine Hände zu lockern, wenn ich aufgeregt bin. Es fühlt sich besser an und ich kann leichter kommunizieren, wenn ich entspannt bin und die Hände nicht verkrampfe.

Ich nenne meine unnötigen Handbewegungen »doppelt gemoppelt«, weil ich meine Aufregung mit meinem Körper verdopple. Das ist eine verbreitete Eigenart. Wir zeigen unsere Erregung mit körperlichen Gesten. Auch wenn wir frustriert oder verunsichert sind, verdoppeln wir das Gefühl gern mit Gebärden. Man kann auch doppelt trainieren: Dann spannen wir die Muskeln an, statt sie natürlich und effizient arbeiten zu lassen, wie es unserem Körper entspricht. Wenn ich das merke, bemühe ich mich ganz bewusst, die Arme fallen zu lassen, eine entspanntere Haltung einzunehmen, mich ein bisschen zu schütteln und an den Atem zu denken. Mit Ausrichtung und Harmonie erreiche ich viel. Durch die Verdopplung wirst du schneller müde, weil du ineffizient trainierst, und nicht etwa, weil du so irrsinnig viel Kraft aufbaust. Diese Art von Müdigkeit nützt dir nichts. Ohne die Verdoppelung wird blockierte Energie frei, und dein Körper kann Kraft aufbauen und die Bandbreite gesunder Bewegungen erweitern.

Probiere es selbst aus. Achte auf deine Körperhaltung, wenn du das nächste Mal mit Freundinnen unterwegs bist, herumstehst oder dich unterhältst. Unterbrich, was du gerade machst, rutsch mit den Füßen auseinander, bis du einen guten Stand gefunden hast, geh leicht in die Knie und atme tief ein und aus. Nimm in dieser Haltung wahr, wie deine Einatmung dich hebt und deine Ausatmung dich entspannt. Lass Arme und Schultern sinken und den Körper weich werden. Du kannst dich so unauffällig bewegen, dass es deine Umgebung gar nicht bemerkt. Deine Freundinnen sollen nicht sehen, dass du Tai-Chi machst oder heimlich trainierst. Das Geheimnis ist die effizientere Bewegung, durch die du mehr du selbst bist. Und du wirst schlechte Gewohnheiten los, die dir Energie geraubt und dich ausgelaugt haben.

## Training neu definiert

Ich weiß, du hast eine Menge zu tun. Ist mir absolut klar. Aber Zeitmangel ist kein guter Grund, das Training schleifen zu lassen. Wenn die Praxis etwas ist, was wir vom Alltag trennen, wird es besonders knifflig, Zeit dafür zu finden. Versuch's mal mit einem neuen Blickwinkel: Dein Bewegungstraining findet nicht nur im Kurs, im Fitnessstudio oder beim Laufen statt, sondern überall da, wo du deinen Körper bewegen kannst. Das heißt nicht, dass du nicht mehr ins Training oder in deine Kurse oder joggen gehen sollst, wenn dir das ein gutes Gefühl gibt. Du kannst zusätzlich in kleinen, scheinbar unbedeutenden Zeitfenstern trainieren, wenn du zur Arbeit gehst oder in der Schlange stehst oder kochst. Du kannst die Treppe nehmen, statt Aufzug zu fahren, radeln oder laufen, statt das Auto oder den Bus zu nehmen. Sei kreativ! Kleine Bewegungseinheiten von 5 bis 10 Minuten bieten sich ständig. Selbst wenn dein Fitness- oder Yogastudio dein zweites Zuhause ist oder du in deinen Laufschuhen schläfst! Mehr und vielfältigere Bewegung im Alltag ist ein Ziel, von dem du nur profitieren kannst, egal wie fit oder unfit du derzeit bist.

# Ein bewegtes Leben

Viele von uns glauben, dass wir durch einen Gymnastikkurs oder eine Feierabendrunde im Fitnessstudio unser Bewegunssoll erfüllt haben und uns auf die Schulter klopfen können. Das ist alles gut und schön, versteh mich nicht falsch, aber kein Ersatz für eine aktive Lebensweise, vor allem dann nicht, wenn du vorwiegend am Schreibtisch sitzt. Klar, der moderne Lebensrhythmus erleichtert natürliche Bewegungen nicht gerade. Aber es ist wichtig, über die festen Trainingszeiten hinauszudenken und den Körper den ganzen Tag über harmonisch zu bewegen. Hier sind ein paar Übungen, die du in deine tägliche Routine integrieren kannst.

## VITAL IM BÜRO

Die hier beschriebenen Übungen sind alle auf Arbeit und Büro abgestimmt. Du kannst sie im Stehen machen, musst dich also nicht in deinem Business-Kostüm auf den Boden legen. Such dir aus, was dir guttut. Das kann ein kurzer Kraftaufbau sein, ein Stretching für verkürzte Hüftmuskeln oder ein kurzer Energieschub für Körper und Geist. Jede von ihnen wird deine Stimmung schneller aufhellen als ein Nachmittagskaffee oder ein süßer Snack. Ehrenwort!

### Fünf Minuten Kraft und Fokus

Hier ein einfacher Übungszyklus, der in die kleinste Bürozelle passt. Wer sich traut, schnappt sich ein paar Arbeitskollegen und übt im Gemeinschaftsraum!

## SQUATS

1. Stell dich aufrecht hin. Die Füße stehen etwas mehr als schulterbreit auseinander. Atme ein und hebe den Körper ein wenig, während du die Hände vor dir wie zum Gebet zusammenlegst, wobei sie die Brust berühren.

2. Beuge beim Einatmen die Knie. Schieb die Hüfte nach hinten.

3. Richte beim Einatmen den Körper auf. Wiederhole die Übung zwanzig Mal.

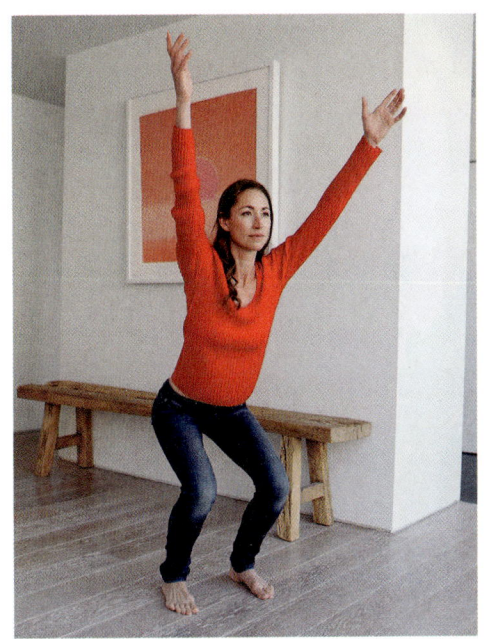

## BAUM

1. Stell dich aufrecht hin, verlagere dann dein Gewicht auf das rechte Bein. Zieh das linke Bein an die Brust und umschlinge das Schienbein mit den Händen.

2. Dreh das Bein nach außen, sodass es einen 90-Grad-Winkel bildet, und lege die linke Fußsohle an die Innenseite des rechten Oberschenkels. (Alternativ kannst du auch zuerst mit dem linken Fuß am Boden bleiben und die rechte Fußsohle an die linke Wade legen.)

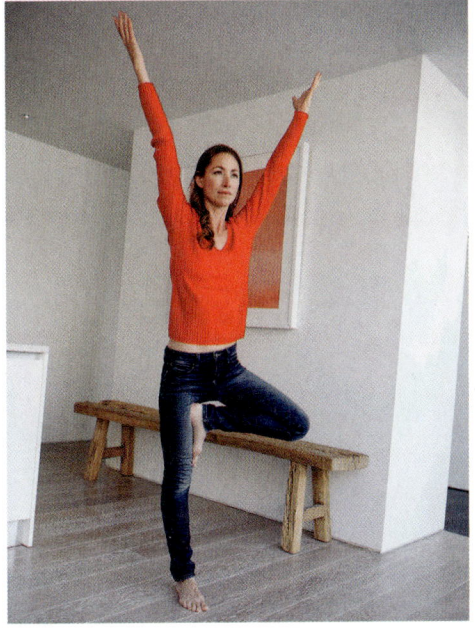

3. Bilde mit den gestreckten Armen ein »V« über dem Kopf. Bleib so für die Dauer von fünf langen, tiefen Atemzügen stehen. Dann mach dasselbe andersherum.

Wiederhole die Squat-Baum-Serie ein- oder zweimal, je nachdem, wie viel Zeit du hast.

### 5-Minuten-Frischekur

Mit dieser effektvollen Sequenz kannst du Körper und Geist von Anspannung befreien. Stell dich dabei vor den Schreibtisch oder hol dir ein paar Kollegen zu einer Gruppenübung.

#### SEITBEUGE IM STEHEN

1. Stell dich aufrecht hin, die Füße stehen leicht auseinander. Lass die Arme hängen. Hebe beim tiefen Einatmen beide Arme über den Kopf.

2. Atme aus und umfasse mit der rechten Hand dein linkes Handgelenk. Zieh beim Einatmen den linken Arm sanft zur Seite.

3. Nimm die Arme herunter und wiederhole die Übung auf der anderen Seite. Lass mit dem Ausatmen die Arme sinken.

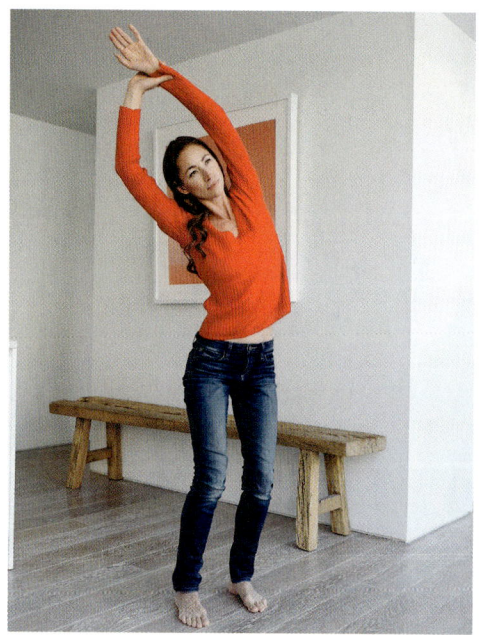

## HOHER AUSFALLSCHRITT

1. Verlagere dein Gewicht auf dein rechtes Bein und geh mit dem linken einen Schritt zurück, sodass die Füße parallel stehen. Die Füße stehen nur so weit auseinander, dass du keine Mühe mit dem Gleichgewicht hast.

2. Hebe beim Einatmen die Arme hoch. Beuge beim Ausatmen die Knie und lass die Hüfte sinken, bis dein vorderes Bein einen 90-Grad-Winkel bildet. Du bist nun im hohen Ausfallschritt.

3. Richte beim Einatmen dein Becken auf und streck die Beine. Lass beim Ausatmen das Becken wieder in Richtung Boden sinken. Wiederhole diese Bewegung drei Mal. Dann geh mit dem rechten Bein zurück und wiederhole die Übung auf der anderen Seite.

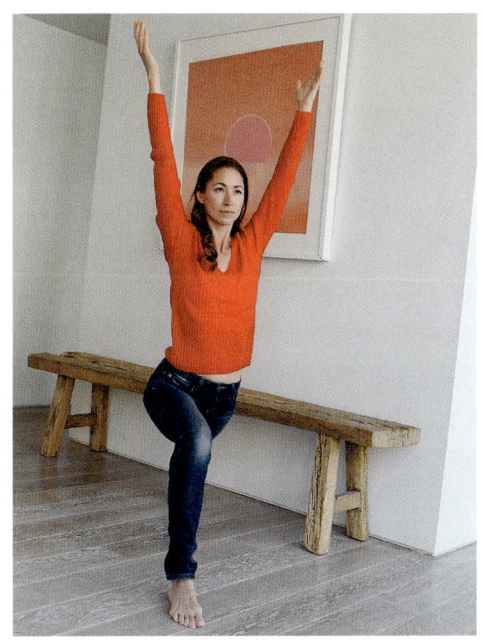

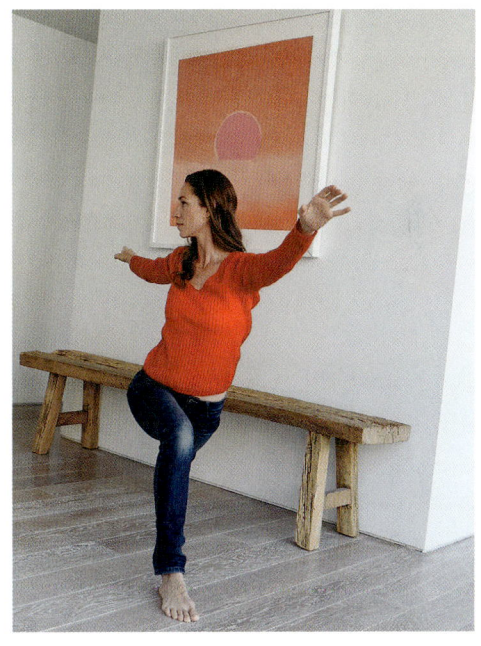

## HOHER AUSFALLSCHRITT MIT DREHUNG

1. Komm in den hohen Ausfallschritt mit nach oben gestreckten Armen. Dreh dich beim Ausatmen nach rechts und breite gleichzeitig die Arme T-förmig aus. Eine Hand zeigt zum Boden, die andere zur Decke.

2. Richte dich beim Einatmen auf und komme in den hohen Ausfallschritt zurück. Wiederhole diese Drehbewegung drei Mal.

3. Komm wieder in die Ausgangsposition zurück. Verlagere dein Gewicht sanft auf den linken Fuß und nutze den Schwung, um ihn nach vorne neben deinen vorderen Fuß zu bringen. Lass die Arme entspannt an den Seiten herabbaumeln.

4. Wiederhole die Übung auf der anderen Seite.

### Badezimmer-Booster

Diese Miniroutine ist toll, wenn du einfach mal genug von der Arbeit hast und deine Stimmung aufpeppen willst.

## STRETCHING AM WASCHTISCH

1. Stell dich ungefähr einen Meter vom Waschtisch entfernt aufrecht hin. Lass die Knie locker, runde den Rücken ein wenig und leg die Hände auf die Oberschenkel.

2. Streck den rechten Arm nach vorne aus und leg die rechte Hand auf den Waschtisch. Lass sie dort liegen. Streck den linken Arm aus und leg die linke Hand auf den Waschtisch. Korrigiere deine Haltung – näher an den Waschtisch heran oder von ihm weg –, bis deine Arme ganz gestreckt sind.

3. Lass Kopf und Nacken entspannt nach vorne sinken und verharre für drei lange, tiefe Atemzüge in dieser Haltung.

4. Richte den Blick auf den Waschtisch und tripple mit den Füßen auf ihn zu, bis du bequem aufrecht stehen kannst. Lass die Arme entspannt seitlich baumeln.

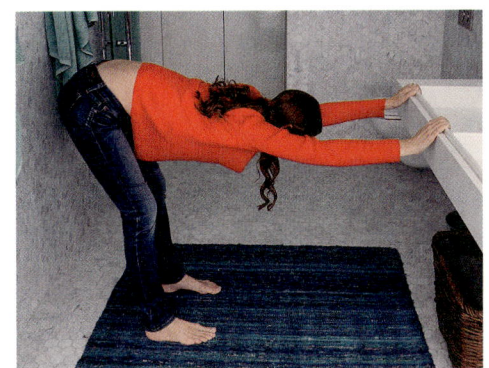

## SCHULTER-STRETCHING

1. Stell dich aufrecht hin und heb beim Einatmen beide Arme über den Kopf.

2. Beug beim Ausatmen deinen linken Arm ein wenig und umfasse dein linkes Handgelenk mit der rechten Hand. Verlagere dein Gewicht auf den rechten Fuß und zieh mit der rechten Hand sanft an deinem linken Handgelenk.

3. Lehn dich noch ein Stück weiter seitlich nach links, bis du spürst, wie sich Trizeps und Schultern öffnen.

4. Bleib für fünf lange, tiefe Atemzüge da. Dann lass die Arme kurz baumeln und wiederhole die Übung auf der anderen Seite.

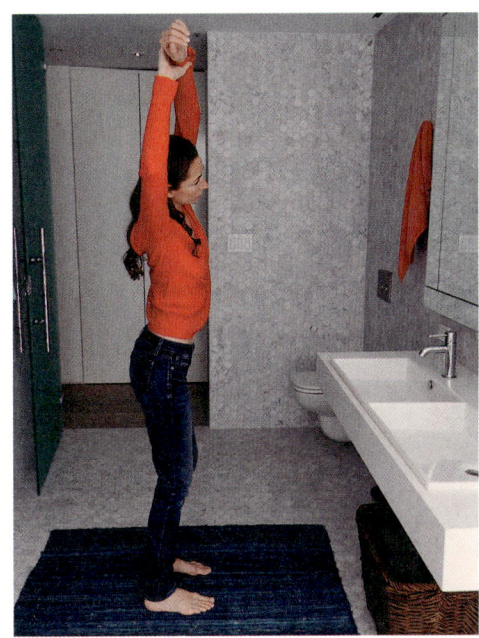

## ÜBUNGEN BEIM KOCHEN

Egal was du in der Küche zauberst, es gibt immer Wartezeiten, in denen der Herd vorheizt oder dein Smoothie-Maker sich nützlich macht. Nutze diese Gelegenheiten für Bewegungen, statt mit deinem Handy herumzuspielen. Hier sind ein paar Tipps, wie du dich beim Kochen in Schwung bringen kannst.

### Magic Mix in der Küche

It's Smoothie-Time! Und während du darauf wartest, dass dein superleckeres Getränk gemixt wird, probier mal diese Bewegungen aus, die dich (und deinen Appetit) stimulieren.

#### BAUM

1. Stell dich aufrecht hin, verlagere dein Gewicht auf das rechte Bein. Zieh das linke Bein an die Brust und umschling das Schienbein mit den Händen.

2. Dreh das Bein nach außen, sodass es einen 90-Grad-Winkel bildet, und leg die linke Fußsohle an die Innenseite des rechten Oberschenkels. Du kannst auch die Zehen des linken Fußes am Boden abstützen und die Fußsohle an die rechte Wade legen.

3. Bilde mit den gestreckten Armen ein »V« über dem Kopf. Verharre so für die Dauer von fünf langen, tiefen Atemzügen. Dann mach dasselbe andersherum.

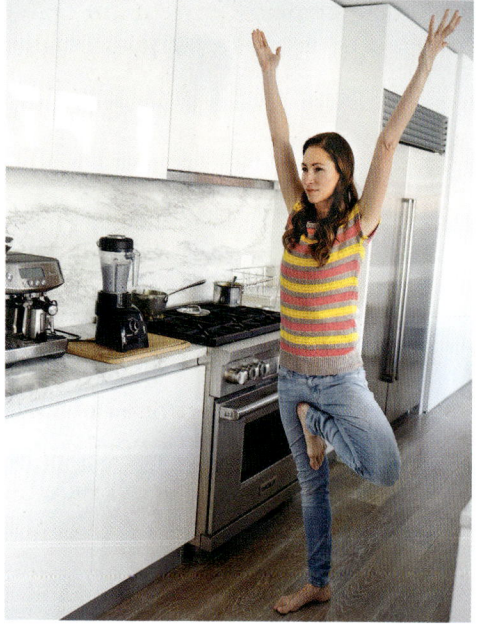

## TÄNZER

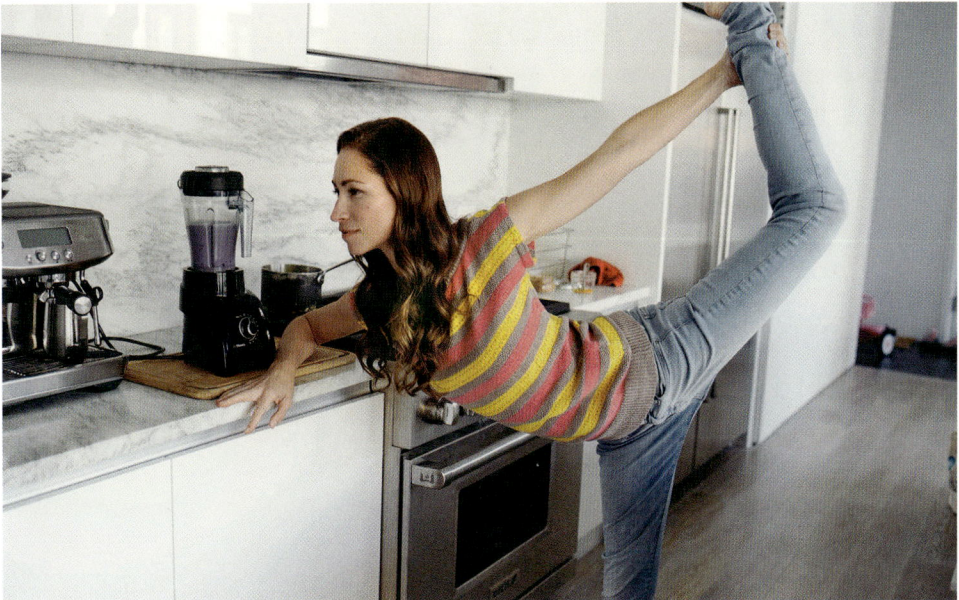

1. Stell dich aufrecht hin. Die Füße stehen parallel in ca. 15 cm Abstand. Verlagere dein Gewicht auf dein rechtes Bein und zieh mit den Händen das linke Knie an die Brust. Lass dein linkes Knie in Richtung Boden sinken, bis du dein linkes Fußgelenk von innen mit der linken Hand umfassen kannst.

2. Bleib für ein paar lange, tiefe Atemzüge so stehen, um dein Gleichgewicht zu finden. Drück beim Einatmen den Fuß fest in die Hand und bilde mit dem gebeugten Bein einen Bogen. Hebe den rechten Arm gestreckt nach oben.

3. Lockere beim Ausatmen den Bogen ein wenig. Drück beim Einatmen den Fuß in die Hand und festige den Bogen wieder. Atme aus und entspanne. Wiederhole Anspannen und Entspannen im Wechsel, während du ein paar lange, tiefe Atemzüge nimmst. Drück dann dein Knie wieder gegen die Brust und stell den Fuß auf den Boden. Wiederhole das Bewegungsmuster auf der anderen Seite.

## BRETT UND STUHL

Bei längeren Wartezeiten kannst du Bewegungen zum Kraftaufbau nutzen, die dich erwärmen und mit Energie versorgen.

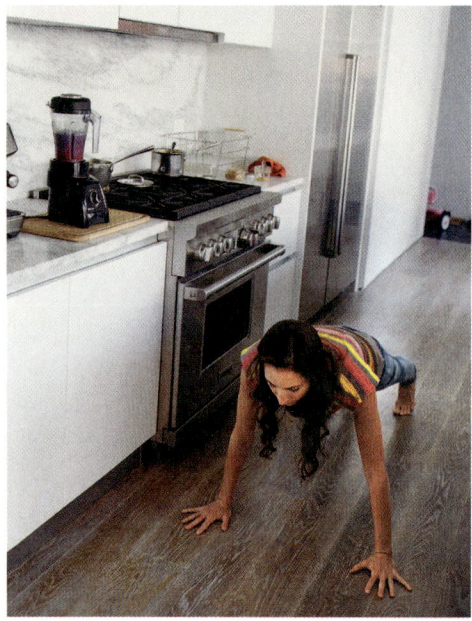 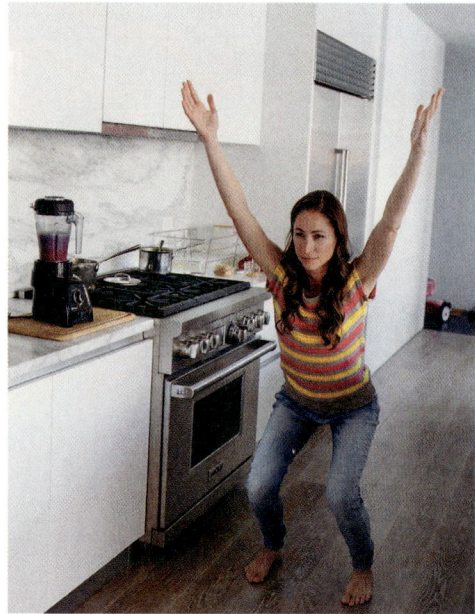

1. Komm in die Brettpose. Positioniere die Arme etwas weiter auseinander als gewöhnlich. Schaukle ein wenig von rechts nach links, dann vor und zurück.

2. Bleib für zehn lange, tiefe Atemzüge in dieser Position. Lass die Einatmung deinen Körper sachte heben. Lass bei Ausatmen locker und gestatte dir kleine Bewegungen. Senke nach zehn Atemzügen die Knie auf den Boden und komm langsam in eine stehende Position.

3. Stell dich aufrecht hin, die Beine hüftbreit auseinander, und nimm deinen Atem wahr. Hebe beim Einatmen deinen Körper und die Arme. Lass beim Ausatmen dein Becken in eine Sitzhaltung sinken. Die Knie sind in einem 90-Grad-Winkel gebeugt, der Rücken ist gerade.

4. Richte dich beim Einatmen auf, bis du einen bequemen Stand findest, und lass die Arme seitlich herabhängen.

5. Wiederhole die Übung zehn Mal – oder so lange, bis deine Wartezeit am Herd vorbei ist. Vergiss nicht, den Atem bewusst wahrzunehmen, wenn du merkst, dass sich in deinem Körper Spannung aufbaut.

## DEIN TÄGLICHER BEWEGUNGSSPASS

Du hast deine Gedankenmuster geändert und kannst dir jetzt überlegen, wo sich überall Bewegung anbietet. Vielleicht beim Schlangestehen in der Cafeteria, im Supermarkt oder in der Bank? Lass dich nicht vom Warten nerven, hör lieber auf deinen Körper und beweg dich!

### ATEM-KÖRPER-GESPRÄCH BEIM SCHLANGESTEHEN

Mit dieser Übung kannst du wunderbar körperliche und mentale Spannungen abbauen.

1. Such dir einen bequemen Stand, die Füße leicht auseinander. Löse die Knie und den gesamten Körper. Nimm wahr, wie du atmest und wie sich deine Einatmung physisch, mental und emotional hebt. Nimm wahr, wie du beim Ausatmen Spannung abgibst. Atme tief und mach deinen gesamten Körper durchlässig.

2. Bewege die Hüften leicht seitlich hin und her, um den Rücken zu lockern. Schiebe deine Körpermitte nach links, bis dein linker Fuß ein Stückchen zurückrutscht. Dein Körper ist jetzt nach links geöffnet. Es ist ein Unterschied, ob deine Körpermitte führt oder dein Fuß. Wir üben hier, uns aus der Mitte heraus zu bewegen.

3. Schiebe jetzt deine Mitte nach vorne, bis der linke Fuß nach vorne folgt. Wiederhole die Bewegung auf der rechten Seite. (Die Idee dahinter:

Beim Tai-Chi weichst du einem Angriff aus, indem du dich aus der Mitte heraus bewegst und nicht Arme und Beine einsetzt.)

4. Komm in die Mitte zurück und nimm einige tiefe Atemzüge. Beim Einatmen hebt sich dein Körper, beim Ausatmen senkt er sich. Nimm deine Umgebung wahr. Dies ist auch eine Achtsamkeitsübung. Wenn du zentriert bist, kannst du achtsamer wahrnehmen, was um dich herum geschieht.

Mit dieser Übung wird dir das Schlangestehen gleich mehr Spaß machen und deine Laune heben! Ich bin mir ziemlich sicher, dass nicht nur du selbst davon profitierst, sondern auch die Leute um dich herum! Positive Schwingungen verbreiten sich wellenförmig.

## STRETCHING AM STEUER

Natürlich solltest du dich aufs Fahren konzentrieren, wenn du hinter dem Steuer sitzt, aber man sitzt ja auch mal im Stau fest, und dafür gibt es ein paar einfache Bewegungen.

### KATZE-KUH-ROLLE IM SITZEN

1. Halte mit den Händen das Lenkrad fest und beginne mit dem Ausatmen, deinen Rücken rund zu machen. Beim Einatmen ziehst du die Schulterblätter zurück und rollst den Rücken in die Gegenrichtung.

2. Bewege den Brustkorb nach rechts, beug den Oberkörper vor, sodass dein Rücken gerundet ist, bewege den Brustkorb nach links und komm dann wieder hoch – alles in einer fortlaufenden, rollenden Bewegung.

3. Wiederhole die Rollbewegung drei Mal nach rechts und drei Mal nach links. Komm in die Mitte zurück und nimm drei lange, tiefe Atemzüge. Gestatte dem Körper, sich beim Einatmen sanft zu heben und beim Ausatmen zu senken.

## ZEN-REISE

Die folgenden einfachen Übungen sind toll, wenn du zur Arbeit pendelst oder im Urlaub keine regelmäßigen Trainingszeiten einhalten kannst. Das winzigste Hotelzimmer ist groß genug dafür!

### ATEM UND AUSFALLSCHRITT

### Erstes 10er-Set:

1. Stell dich aufrecht hin. Schaukle mit den Hüften leicht nach rechts und links, um einen bequemen Stand zu finden.

2. Verlagere dein Gewicht nach rechts und rutsche mit dem linken Bein nach hinten in den Ausfallschritt. Die Füße stehen so breit, dass du ein gutes Gleichgewicht halten kannst. Die Arme hängen entspannt an der Seite herab. Lass beim Ausatmen das Becken in Richtung Boden sinken und beuge die Knie zu einem tiefen Ausfallschritt.

3. Atme ein und strecke dabei die Knie behutsam, während du die Arme zur Decke hebst.

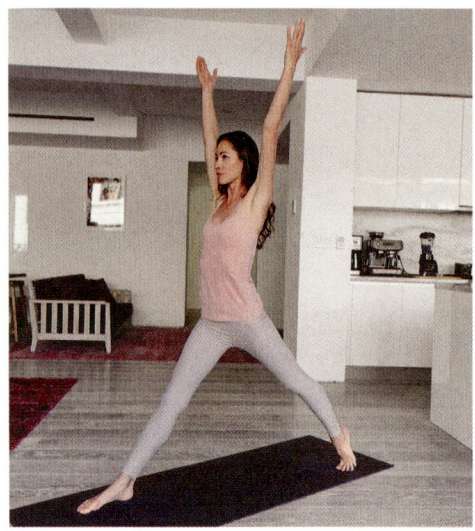 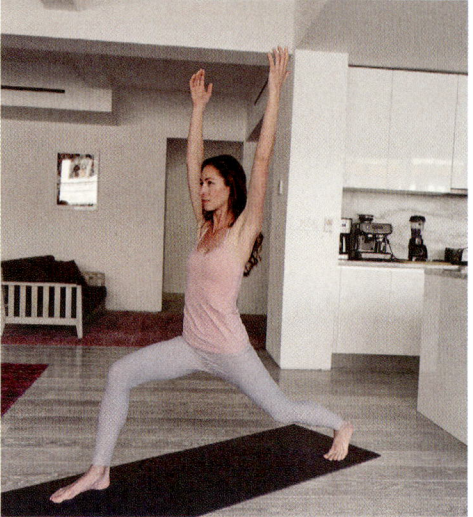

4. Lass dich beim Ausatmen in den Ausfallschritt zurücksinken. Wiederhole die Bewegungen zehn Mal und achte dabei auf den Atem. Wechsle die Seite und wiederhole den Bewegungsablauf mit dem anderen Bein.

## Zweites 10er-Set:

1. Beginne dein zweites Set. Wenn du diesmal einatmest und dich aufrichtest, hebst du den hinteren Fuß und drückst das Knie mit den Händen an die Brust.

2. Beim Ausatmen bringst du das Bein wieder zurück in die ursprüngliche Position.

3. Wiederhole den Zyklus drei Mal und achte dabei auf den Atem. Wechsle das Bein und wiederhole ihn auf der anderen Seite.

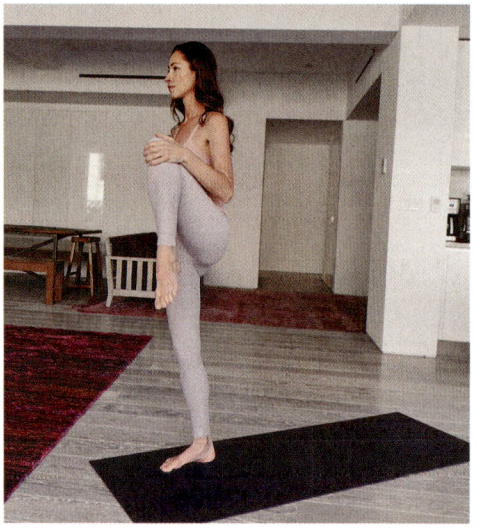

HÜFTÖFFNER

1. Setz dich auf den Boden und strecke die Beine vor dir aus. Beug die Knie, sodass die Beine eine Raute bilden. Drück die Fußsohlen gegeneinander und leg die Knie auf dem Boden ab. Lehn dich zurück, bis du dich mit den Händen hinter dir am Boden abstützen kannst.

2. Atme ein und fülle deine Lunge mit Luft. Runde beim Ausatmen deinen Rücken und beuge dich mit dem Oberkörper über die Beine. Verharre so für zehn lange, tiefe Atemzüge. Sollte sich ein Körperteil starr oder verspannt anfühlen, lockere den Körper durch kleine Bewegungen.

3. Richte den Oberkörper durch eine sanfte Rollbewegung auf. Verlagere dein Gewicht auf die rechte Hüftseite und strecke das linke Bein hinter dir aus. Dein rechtes Bein bleibt gebeugt vor dir liegen, sodass du eine entspannte Taube-Haltung einnimmst. Atme ein und lehne dich ein wenig zurück. Beuge mit der Ausatmung den Oberkörper über das vordere Bein. Bleib für zehn lange, tiefe Atemzüge so liegen und lockere deinen Körper durch weiche Bewegungen, wenn sich irgendeine Stelle verspannt oder starr anfühlt.

4. Richte den Oberkörper geschmeidig auf, verlagere dein Gewicht auf die linke Hüfte und führe dein linkes Bein nach vorne, bis sich die Füße berühren. Wiederhole den Zyklus auf der anderen Seite. Mach die Übung zehn Mal rechts und zehn Mal links.

# Übungsreihen: Energie und Regeneration

Auf den nächsten Seiten findest du mehrere Übungen, aus denen du dir die aussuchen kannst, die dein Körper gerade braucht. Wie willst du dich fühlen? Geh zu ENERGIE, wenn du dich kraftlos fühlst und einen Kick brauchst oder zu viel Energie hast, die du loswerden willst. Geh zu REGE-NERATION, wenn du müde und ausgebrannt bist, abschalten oder einen Gang runterschalten willst. Die Übungen sind ein Mix aus Gymnastik, Yoga, Gehen, Atmen und Meditation und sind nicht an eine Tageszeit gebunden.

## ENERGIE

### Energetisierender Yoga-Flow

In dieser Reihe sind mehrere Yoga-Übungen zu einer Sequenz zusammengestellt, die du mehrfach wiederholen kannst. Sie bringen dich in einen kurzen Flow, mit dem du Energie tankst.

KRIEGER 2 - HALTEN

1. Komm in eine weite Grätsche. Dreh dich so, dass der rechte Fuß nach vorn zeigt und die linken Zehen ein wenig nach innen gedreht sind. Heb deine Arme mit dem Einatmen, sodass sie T-förmig zur Seite zeigen.

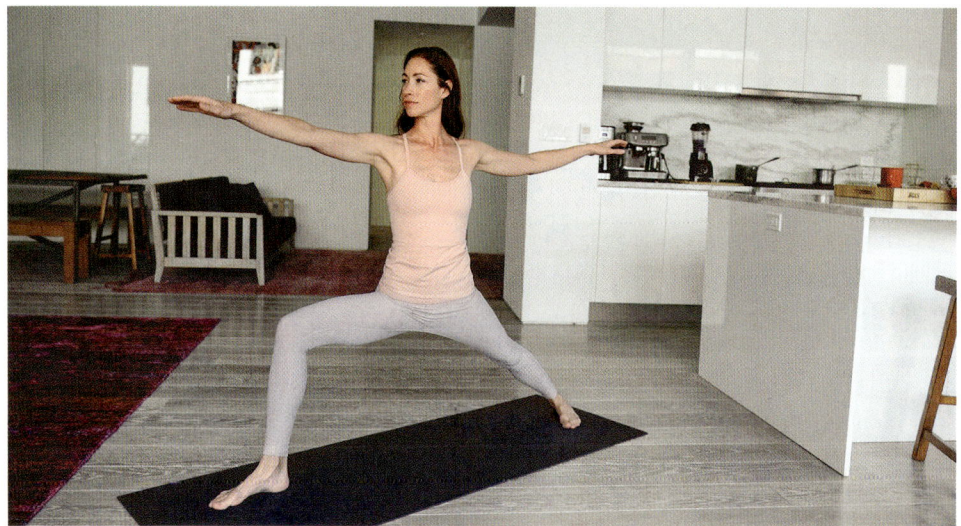

2. Lass die Hüfte nach unten sinken und beug das vordere Knie, sodass es sich in einem 90-Grad-Winkel über dem Knöchel befindet. Löse das hintere Knie.

3. Bleib für zehn lange, tiefe Atemzüge in dieser Haltung. Lass dich mit jedem Einatmen ein wenig heben und mit jedem Ausatmen etwas tiefer in die Position sinken.

KRIEGER 2 – HEBEN UND SENKEN

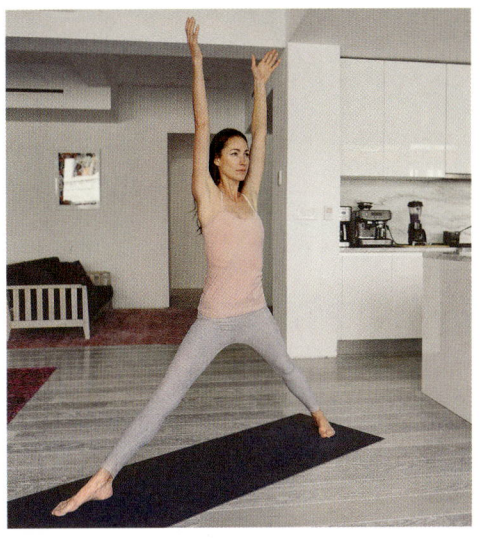 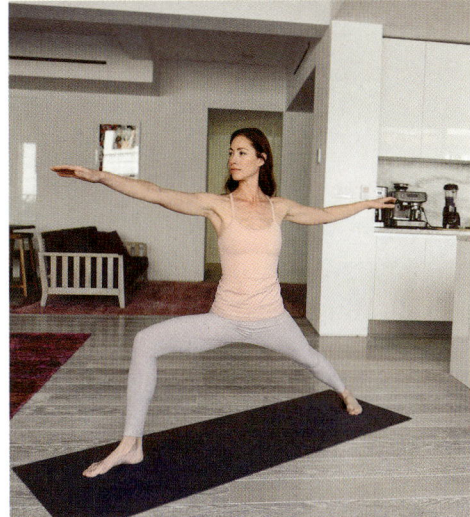

1. Atme ein und strecke die Beine, während du die Arme über den Kopf hebst. Lass dich mit dem Ausatmen in Krieger 2 zurücksinken. Dein vorderes Knie ist gebeugt, und deine Arme bilden wieder ein T.

2. Wiederhole diese Bewegungsfolge drei Mal mit dem Atem.

3. Wechsle die Seiten und wiederhole die Übungsfolge ab »Krieger 2 – Halten«.

## KRIEGER 3 MIT AUFGESTÜTZTEN FINGERSPITZEN

1. Stell dich mit hüftbreit geöffneten Beinen hin. Beuge die Knie ein wenig und verlagere dein Gewicht auf das vordere linke Bein.

2. Heb das rechte Bein hoch, sodass du auf dem linken Bein stehst, und streck es nach hinten, bis es einen 90-Grad-Winkel zum Boden bildet.

3. Beug dich vor und stütz dich mit den Fingerspitzen vor dir auf dem Boden ab. Bleib so für fünf lange, tiefe Atemzüge. Wiederhole die Übung auf dem anderen Bein.

## VOM BRETT ZUR KIND-POSE

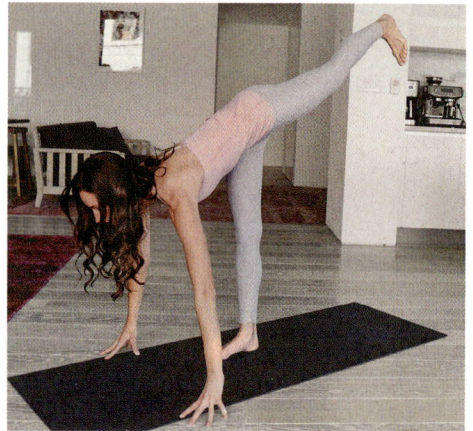

1. Stell dich hin. Beug den Oberkörper vor, bis deine Hände den Boden berühren, beug deine Knie und geh mit den Füßen rückwärts, bis du ins Brett kommst. Beweg dich ein wenig in alle Richtungen, um die Muskeln zu entspannen und die Anstrengung loszulassen. Bleib so für zehn lange, tiefe Atemzüge.

2. Senk die Knie auf den Boden und lass das Gesäß auf die Fersen sinken. Nimm die Kind-Position ein. Leg die Arme neben dem Körper ab. Bleib so für fünf lange, tiefe Atemzüge. Wiederhole die Bewegungsfolge fünf Mal.

## KRIEGER 3 – RUNDER RÜCKEN

1. Du bist im Krieger 3 mit aufgestützten Fingerspitzen, beugst die Knie und machst einen runden Rücken. Heb nun mit dem Einatmen den Oberkörper, sodass du auf dem rechten Bein stehst, während du das linke Knie mit den Armen gegen die Brust drückst.

2. Schwinge mit dem Ausatmen das linke Bein nach hinten, während du dich vorbeugst und wieder die Position Krieger 3 einnimmst, wobei du dich mit den Fingerspitzen auf dem Boden abstützt.

3. Heb den Oberkörper mit der Einatmung und umfasse wieder dein linkes Knie. Wiederhole die Bewegungsfolge drei Mal mit dem Atem. Wechsle dann die Seiten und wiederhole die Sequenz.

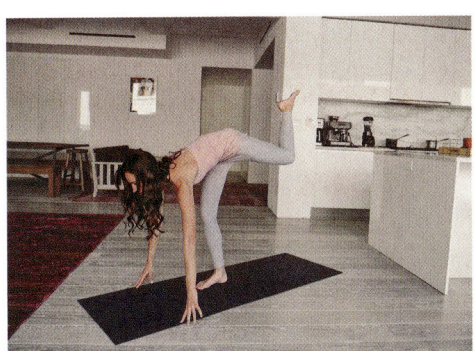
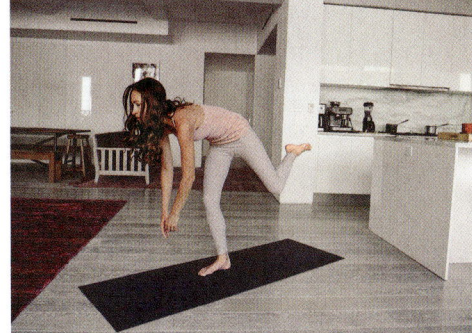
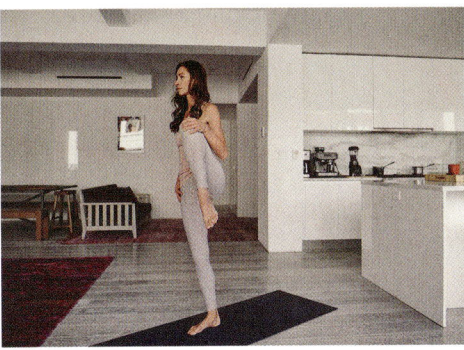
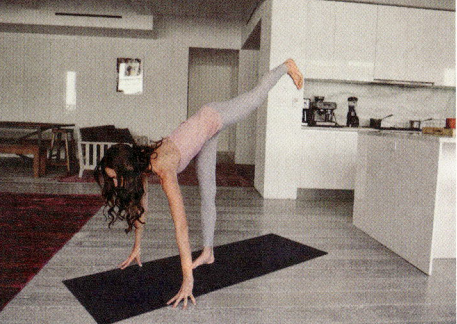

## HERAUFSCHAUENDER HUND

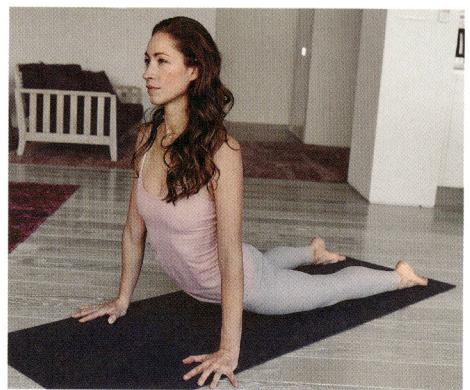

1. Nimm die Brett-Haltung ein und beug die Ellenbogen, sodass dein ganzer Körper schließlich auf dem Boden zu liegen kommt. Leg die gestreckten Arme neben dir ab.

2. Schwing die Hüften leicht hin und her. Beug die Ellenbogen und leg die Handflächen neben dir auf den Boden.

3. Drück mit den Armen den Oberkörper hoch. Streck die Ellenbogen, während deine Hüften noch auf dem Boden liegen bleiben, bis du einen Punkt erreicht hast, an dem sich dein Rücken aktiv und offen anfühlt, aber nicht schmerzt.

4. Nimm mehrere lange, tiefe Atemzüge, lass die Schultern entspannt nach unten sinken und gestatte Kopf, Nacken und Schultern, sich zu lösen. Wiederhole dies fünf Mal.

## ATEMÜBUNG IM SITZEN ALS ABSCHLUSS

1. Setz dich in bequemer Haltung auf den Fußboden oder einen Stuhl. Schließ die Augen und werde deines Atems gewahr.

2. Gestatte deinem Körper, sich mit jedem Einatmen zu heben. Lass den Körper mit jedem Ausatmen weich werden und sich entspannen. Bleib so für zwanzig lange, tiefe Atemzüge.

# REGENERATION

## Erholsamer Yoga-Flow

Bei dieser Übungsfolge verbinden sich mehrere Bewegungen zu einem kurzen Flow, den du mehrmals wiederholen kannst. Dein Körper wird sich entspannen und erholen, wenn du dich ausgelaugt und kaputt fühlst. Am Ende steht eine beruhigende Atemübung.

### ATMEN IM SITZEN

1. Setz dich so hin, wie es dir am angenehmsten ist. Schließ deine Augen und achte auf deinen Atem. Lass zu, dass sich der Körper beim Einatmen ein wenig hebt und beim Ausatmen entspannt und senkt.

2. Du kannst ein bisschen hin und her wippen, bis du eine vollkommen bequeme Position gefunden hast. Achte auf Stellen, die sich hart oder verspannt anfühlen. Schenke diesen Stellen mehr Aufmerksamkeit. Das kann bedeuten, dass du dich vorbeugst, um die Spannung im unteren Rücken zu lösen, oder dass du die Hände hinter dir auf den Boden stützt, um Schultern und Arme zu öffnen. Nimm in dieser Haltung ein paar tiefe Atemzüge und lausche in dich hinein, was sich verändert.

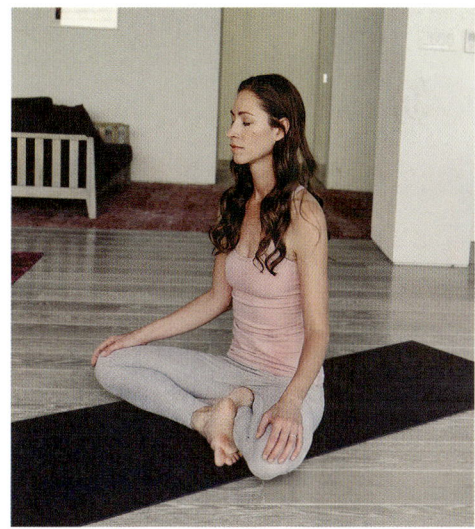

3. Komm achtsam in deine Mitte zurück. Bleib fünf Minuten oder für 5 × 10 lange, tiefe Atemzüge in dieser Position.

## EINBEINIGE VORWÄRTSBEUGE

1. Lass dich im Schneidersitz nieder, lehn dich sanft nach links und streck dein rechtes Bein nach rechts aus.

2. Stütz dich mit dem rechten Arm neben dem gestreckten rechten Bein ab und lehn den Oberkörper nach rechts. Beweg dich sanft in dieser Position hin und her, um alle Spannungen und Verhärtungen zu lösen.

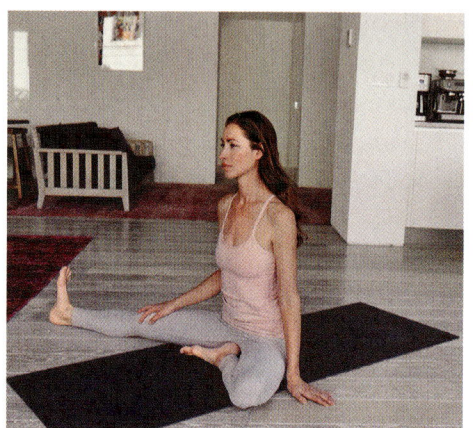

3. Streck den linken Arm zur Decke und führe ihn im Bogen auf den rechten Fuß zu, wenn sich das für dich wie ein gutes Stretching anfühlt. Bleib so für fünf lange, tiefe Atemzüge. Richte dich auf und wiederhole die Bewegungsfolge auf der anderen Seite.

## WINKELHALTUNG IM SITZEN

1. Setz dich auf den Boden und spreiz die Beine seitlich auseinander. Lehn dich zurück und stütz dich mit den Handflächen hinter dir am Boden ab.

2. Fülle beim Einatmen deine Lunge mit Luft und öffne deinen Oberkörper zur Decke hin. Mach beim Ausatmen einen Katzenbuckel und leg die Unterarme mit gebeugtem

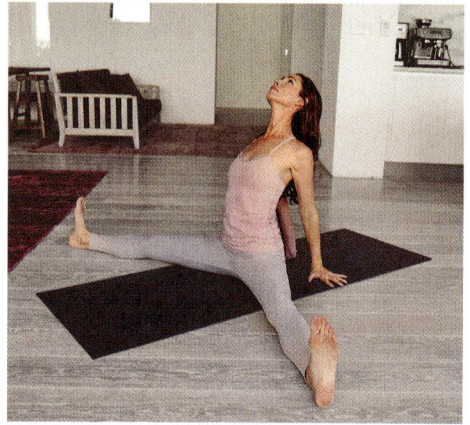

Oberkörper zwischen den Beinen auf dem Boden ab.

3. Wandere mit den Armen nach rechts und nach links. Suche dabei nach Körperstellen, die verhärtet sind und Aufmerksamkeit brauchen. Bleib so für zehn lange, tiefe Atemzüge und kehr dann sanft in die aufrechte Sitzposition zurück.

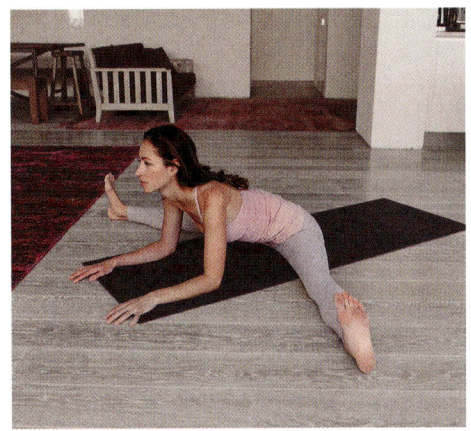

## SITZEN MIT GESTRECKTEN BEINEN

1. Streck im Sitzen beide Beine vor dir aus. Die Knie sind leicht gebeugt. Lehn dich zurück und stütz dich mit den Handflächen hinter dir auf dem Boden ab.

2. Heb den Oberkörper mit dem Einatmen. Beug mit dem Ausatmen Oberkörper, Kopf und Hals über die Beine. Lass deinen Körper sanft hin und her schwingen, um Körperstellen aufzuspüren, die deine Aufmerksamkeit benötigen.

3. Bleib so für zehn lange, tiefe Atemzüge. Richte den Oberkörper dann sanft wieder auf. Wiederhole die Bewegungsfolge fünf Mal.

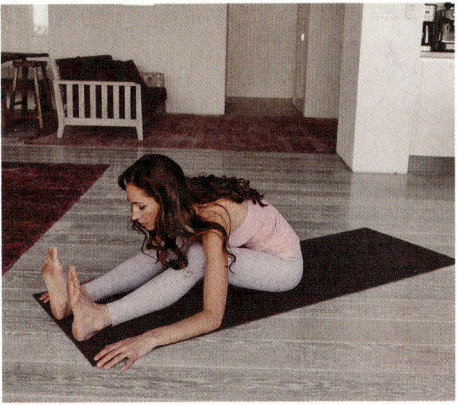

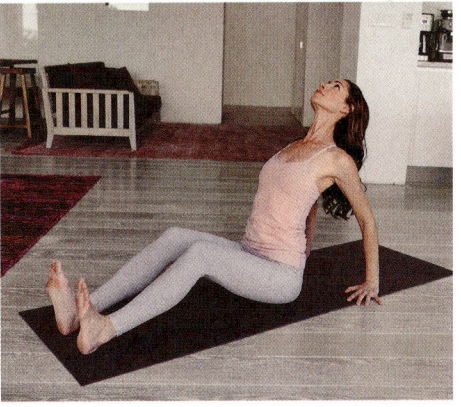

## DREHUNG IM LIEGEN

1. Lass dich aus dem Sitzen ins Liegen abrollen. Nimm ein paar lange, tiefe Atemzüge und scanne deinen Körper. Zieh die Knie mit den Händen eng an die Brust und schaukle sanft seitlich hin und her.

2. Leg die Knie links neben dem Körper auf dem Boden ab. Öffne die Arme auf beiden Seiten zu einem »T« und schau hoch zur Decke oder über deine linke Schulter, wenn sich das wie ein gutes Stretching anfühlt.

3. Bleib so für zehn lange, tiefe Atemzüge. Wiederhole die Bewegungsfolge auf jeder Seite insgesamt fünf Mal.

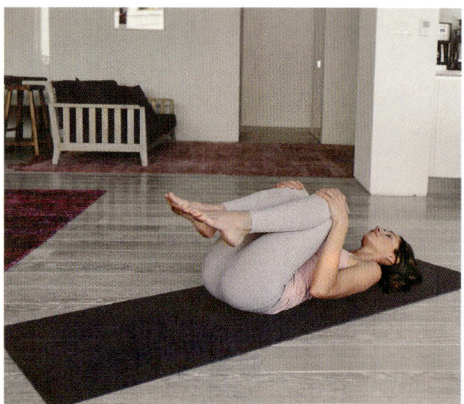

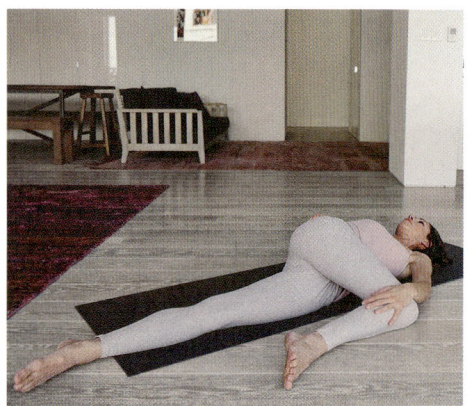

## ATEMÜBUNG IM LIEGEN ZUM ABSCHLUSS

1. Leg dich flach auf den Rücken, die Arme ruhen entspannt seitlich. Atme einige Male lange und tief durch die Nase ein und durch den Mund aus.

2. Bleib für fünf Minuten bzw. 5 × 10 lange, tiefe Atemzüge so liegen. Wenn du bereit bist, kannst du dich wieder zum Sitzen aufrichten.

# Erholsame Geh-Meditation

Geh ins Freie und mach einen langsamen, meditativen Spaziergang. Geh am besten ohne Plan und Ziel los. Lass dein Handy zu Hause und fokussiere dich auf den Atem. Mach Pausen, in denen du stehen bleibst oder dich auf den Boden setzt oder einfach nur da bist und die Welt betrachtest. Nimm dir dafür mindestens 20 Minuten Zeit: einmal gleich am Morgen, einmal mittags oder nachmittags und einmal am Abend.

# Raus ins Grüne

*Die Natur ist auch ein Arzt, eine Apotheke und eine Arznei.*
*Ihr soll der Arzt den Vortritt lassen.*
**– Paracelsus**

Wir alle haben schon irgendwann einmal die heilsame Kraft eines Wald- oder Strandspaziergangs erlebt oder gespürt, wie gut uns der Anblick eines Sonnenuntergangs tut. Doch in den Turbulenzen unseres Alltags vergessen wir leicht, dass der Schlüssel zu mehr Wohlbefinden, größerer Verbundenheit und weniger Stress unmittelbar vor der Haustür liegt. Studien zeigen, dass Aufenthalte in der Natur das Risiko lebensbedrohlicher Krankheiten –

Herz-Kreislauf-Probleme, Diabetes Typ 2 und Bluthochdruck – deutlich senken. Neuerdings setzen sich auch bei uns endlich Trends wie Waldbaden, ärztliche Rezepte für Naturaufenthalte und Urban Gardening durch. Es reicht nicht, nur mal das Telefon wegzulegen – um nachhaltig aufzutanken, müssen wir nach draußen.

## BEWEGT DURCH DIE JAHRESZEITEN

So wie sich das Wetter und die Natur mit den Jahreszeiten ändern, sollte sich auch unsere Form von Training und Bewegung an die Situation anpassen. Im Winter kannst du ausspannen, zur Ruhe kommen, dich erholen und die Gaben des vergangenen Jahres wertschätzen. Der Frühling ist die Zeit der Wiedergeburt; du erfindest dich neu, kommst aus deinem Schneckenhaus und erkundest die Welt. Im Sommer darfst du schmelzen und weich werden, die Natur genießen, die Energie der langen Tage aufsaugen, spielen, bis du müde wirst, und dann noch einmal spielen. Im Herbst hilft dir die kühlere Luft, dich zu fokussieren und eine neue, produktive Routine zu finden, die deine Ziele fördert.

Nimm dir einen Moment Zeit, um über die Jahreszeit nachzudenken, in der du dich befindest. Was sind deine persönlichen Ziele, und wie kann die Jahreszeit sie unterstützen? Wie fühlt sich die Luft draußen an, und wie wirkt sich das Wetter auf dein Befinden aus? Welche Energie und Stimmung empfängst du in diesen Tagen von der Natur und den Menschen? Wie kannst du dich besser auf die Jahreszeit einstimmen?

## Winterwunderland

Die meisten von uns bleiben im Winter lieber zu Hause. Wir wollen der Kälte entfliehen und düsen von einem Innenraum zum nächsten. Aber wir können die Kälte auch zur Stärkung der Lebensgeister nutzen und eine ganz neue Beziehung zum Winter entwickeln, wenn wir uns gut verpackt ins Freie wagen.

1. Zieh dich warm an, am besten nach dem Zwiebelprinzip, und bring eine kleine Decke oder ein Handtuch mit, die schmutzig werden dürfen. Fokussiere dich beim Gehen auf den Atem und nimm wahr, wie sich das Ein- und Ausströmen der kalten Luft anfühlt.

2. Such dir einen Ort, an dem du ein paar Minuten bequem sitzen kannst, vielleicht eine Bank oder einen Platz am Boden. Setz dich auf deine Decke.

3. Schließ die Augen und nimm wahr, wie du dich fühlst. Lass dich von der kalten Luft kräftigen. Begrüße sie als Nahrung, statt dich vor ihr zu fürchten. Bleib so für zehn lange, tiefe Atemzüge. Dehn den Oberkörper mit Seitwärtsbewegungen und lass deinen Kreislauf von der frischen Luft anregen.

4. Wenn du bereit bist, kannst du dich langsam aufrichten. Lass die Arme am Körper baumeln und schüttle sie für fünf lange, tiefe Atemzüge aus, um das Chi zu wecken. Bleib danach ruhig stehen und nimm wahr, wie du dich fühlst. Geh wieder ins Warme, sobald du den Wunsch danach hast.

## Frühlingserwachen

Hier kommt eine einfache Frühlingsroutine, die deinen Energiepegel hebt und deinen Kreislauf auf Touren bringt. Du kannst die Übungen im Hof, im Park oder auf der Wiese machen, Hauptsache im Freien!

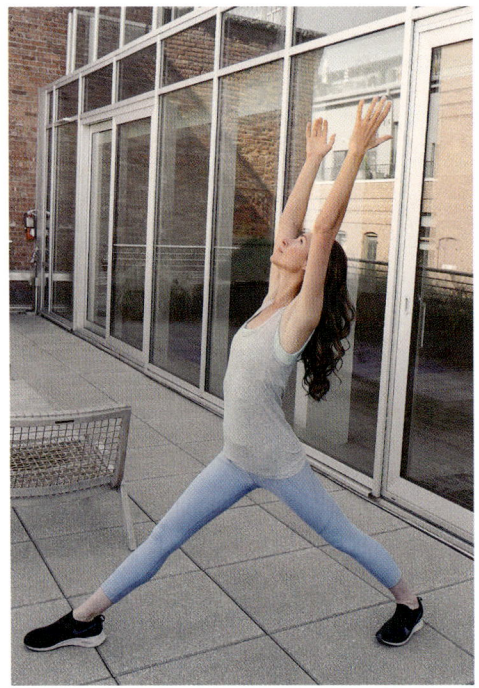 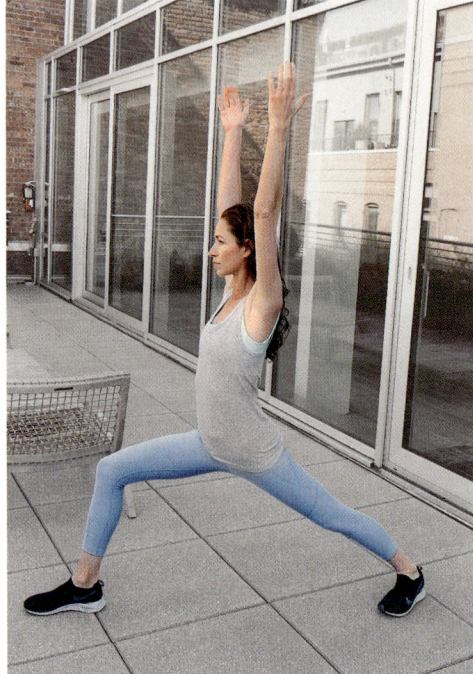

## KRIEGER 1 - HEBEN

1. Stell dich hin, die Füße hüftbreit auseinander. Verlagere dein Gewicht auf den rechten Fuß und mach mit dem linken einen großen Ausfallschritt nach hinten.

2. Deine rechten Zehen weisen gerade nach vorn, der hintere, linke Fuß ist um 45 Grad eingedreht. Die Hüfte zeigt gerade nach vorn.

3. Streck mit der Einatmung die Arme über den Kopf und heb das Becken, bis die Beine gestreckt sind.

4. Beim Ausatmen senkst du das Becken ab und beugst das vordere Knie. Wiederhole diese Bewegung noch vier Mal auf dieser Seite.

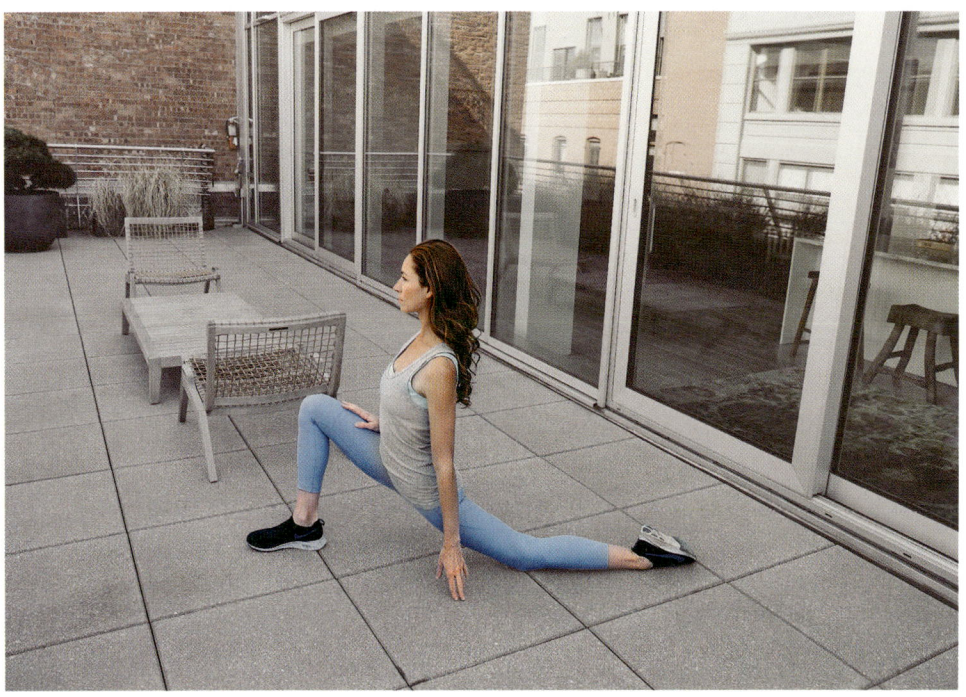

## TIEFER AUSFALLSCHRITT MIT DREHUNG

1. Stütz deine Hände rechts und links neben deinem rechten Fuß auf den Boden und senk das linke Knie hinter dir auf den Boden. Verharre so für drei lange Atemzüge und gestatte deinen Hüften, sich mit jedem Atemzug mehr zu lösen.

2. Stütz dich auf deine linke Hand, atme ein und dreh dich nach rechts. Deinen rechten Arm streckst du dabei in Richtung Decke.

3. Komm aus der Drehung zurück in die Mitte und stütz dich beim Ausatmen mit der rechten Hand vor dir auf dem Boden ab. Wiederhole die Bewegung zwei Mal auf dieser Seite.

## KRIEGER 3 – ROLL-UPS

1. Beug dich im Stehen vornüber und stütz dich mit den Handflächen auf dem Boden ab. Kipp das Becken ein wenig und verlagere dein Gewicht auf das vordere rechte Bein, sodass sich das linke hebt und einen 90-Grad-Winkel zum Boden bildet. Stütz dich nach wie vor mit den Händen ab.

2. Beug beide Knie und komm mit der Einatmung in einer Rollbewegung zum Stehen, wobei du das linke Knie mit den Händen eng an die Brust drückst. Komm mit der Ausatmung in die vorige Position zurück: die Hände auf dem Boden abgestützt, das linke Bein parallel zum Boden.

3. Wiederhole die Rollbewegung neun Mal auf dieser Seite.

Richte dich auf, bis du stehst, und wiederhole den gesamten Übungszyklus ab »Krieger 1 – Heben« auf der anderen Seite.

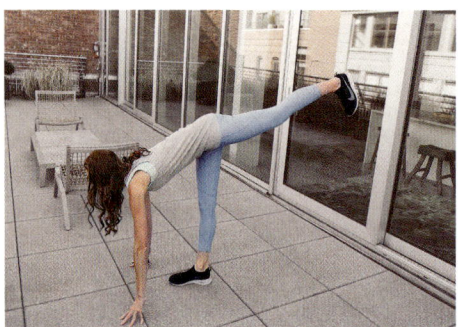
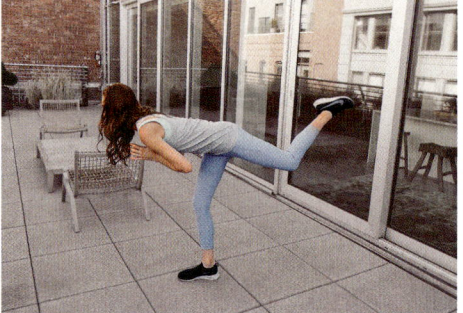
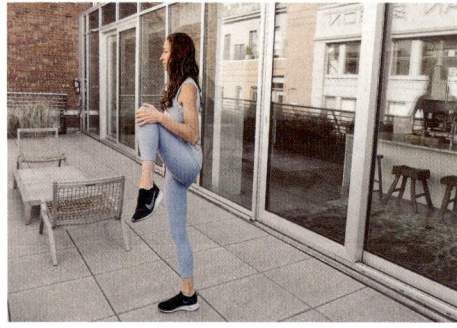
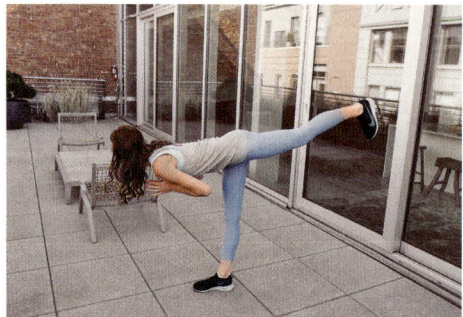

## Sommerfrische

Jetzt folgt eine coole Routine für heiße Tage. Sie entspannt deinen gesamten Körper und hilft dir, Verspannungen im Rücken zu lösen.

### FREIER RÜCKEN

1. Leg dich auf den Rücken auf eine bequeme Unterlage. Zieh deine Knie an die Brust und lass dann die Knie langsam zur Seite sinken, bis sie den Boden berühren.

2. Es sollte sich anfühlen, als ob dein Körper vom Kopf bis zum Steißbein genüsslich gedehnt wird. Nimm drei lange, tiefe Atemzüge.

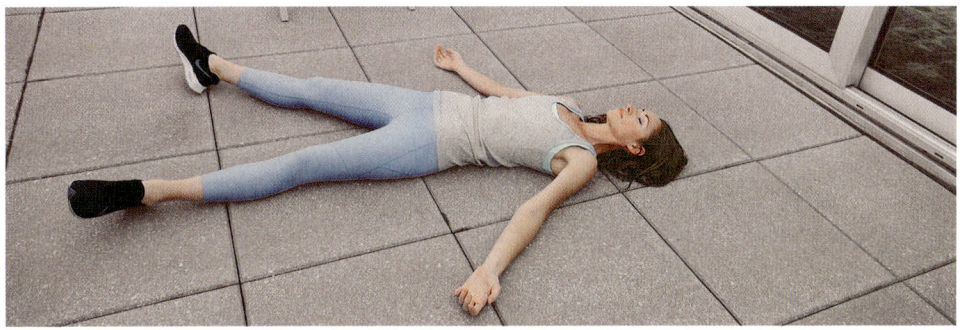

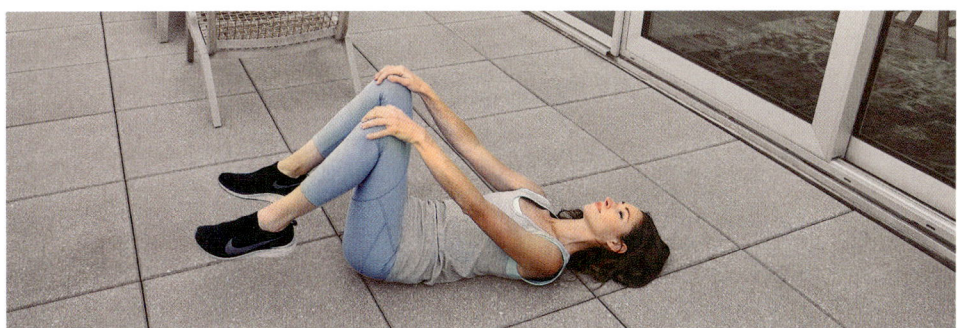

## EINFACHE DREHUNG

1. Leg dich auf den Rücken und zieh beide Beine an die Brust. Schaukle ein bisschen hin und her, um den Rücken zu lösen.

2. Lass beide Knie nach links sinken, bis dein linkes Knie den Boden berührt. Öffne die Arme zu einem T. Atme zehn Mal tief und lang ein und aus.

3. Bring die Knie zur Mitte zurück und wiederhole die Übung auf der rechten Seite. Komm dann in die Mitte zurück.

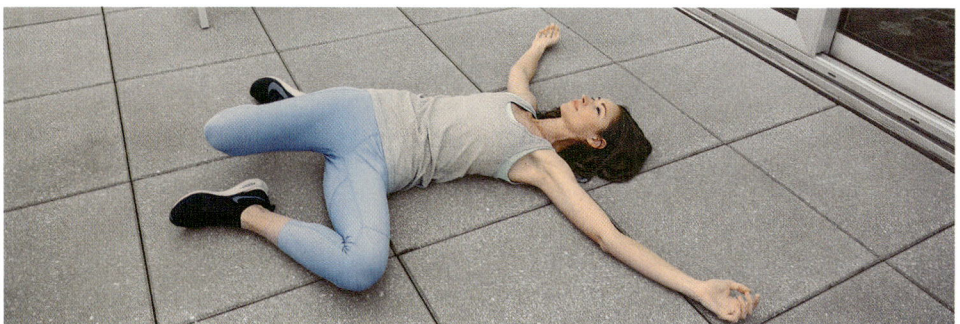

## BRÜCKE

1. Zieh im Liegen die Knie ein wenig an und streck die Arme neben dem Körper aus, sodass die Fingerspitzen gerade eben die Fersen berühren.

2. Drück die Fußsohlen auf den Boden und reck das Becken in die Höhe, sodass dein Rücken einen Bogen bildet. Bleib für fünf lange, tiefe Atemzüge in dieser Haltung und lass dich dann langsam auf den Boden abrollen.

3. Bleib für drei Atemzüge liegen und wiederhole die Übung dann noch zwei Mal.

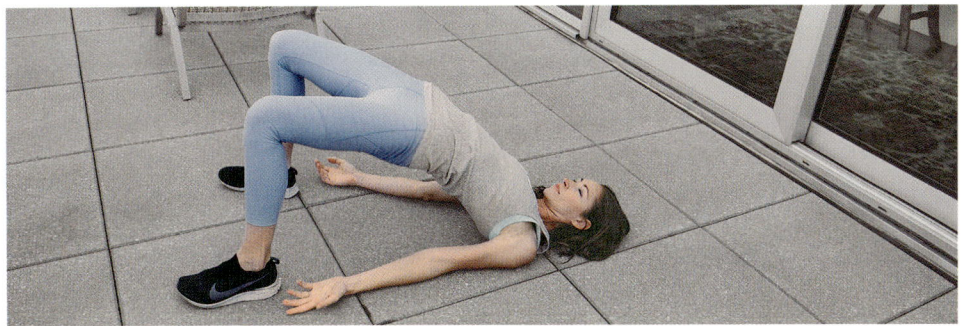

## NATURBAD

1. Lieg entspannt mit ausgestreckten Beinen auf dem Rücken, die Arme neben dir auf dem Boden oder mit den Händen auf dem Bauch, wenn sich das angenehmer anfühlt.

2. Bleib etwa drei Minuten so liegen und beobachte die Natur, die dich umgibt. Spüre, wie sich die Luft anfühlt, lausche auf Geräusche und achte auf Bewegungen. Beobachte die vorüberziehenden Wolken. Sei ganz bei dir.

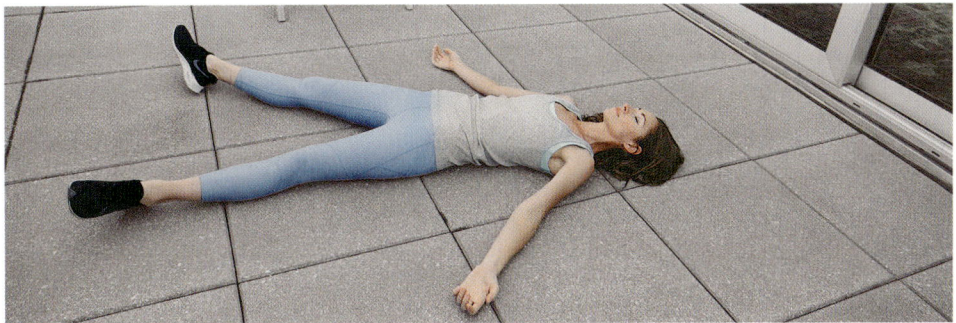

### Dynamischer Herbst-Flow

Mit den folgenden tollen Übungen auf S. 216–219 können wir die klare, frische Herbstenergie nutzbar machen. Sie eignen sich gut, um dich wieder zu deinen Zielen zurückzuführen.

## SCHAUKELN IM STEHEN

1. Stell dich aufrecht hin, die Füße sind hüftbreit aufgestellt, die Arme hängen locker herab. Die Knie sind durchlässig. Schwing mit der Einatmung die Arme nach vorn bis über den Kopf.

2. Lass beim Ausatmen die Arme zurückschwingen wie ein Pendel, während die Knie leicht gebeugt bleiben.

3. Wiederhole diese Schwing-Bewegung zehn Mal. Halte beim zehnten Mal den Atem an, während du langsam bis fünf zählst. Atme aus und bring die Arme neben den Körper. Komm in die Mitte zurück und nimm ein paar lange, tiefe Atemzüge.

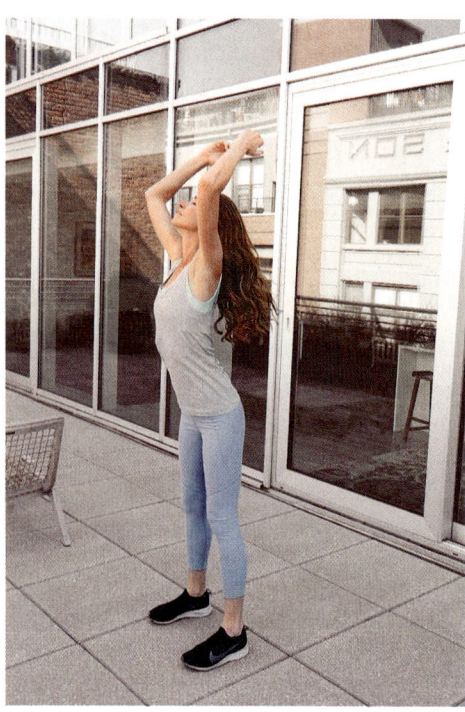 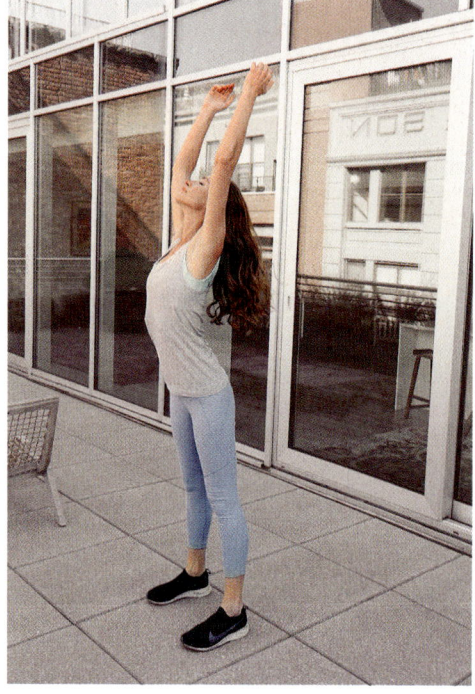

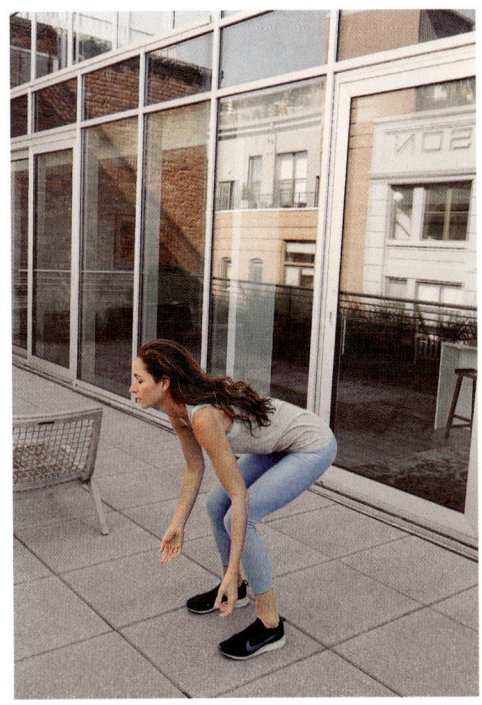
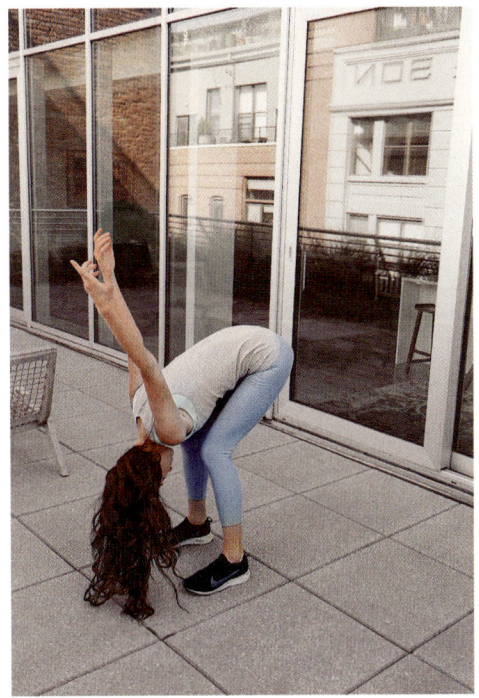
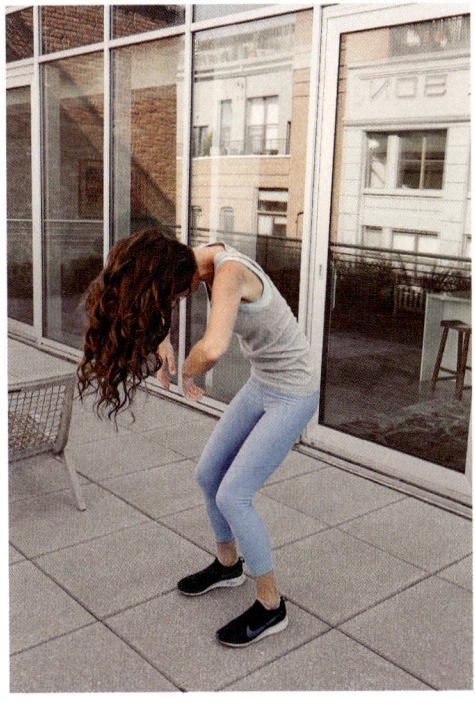
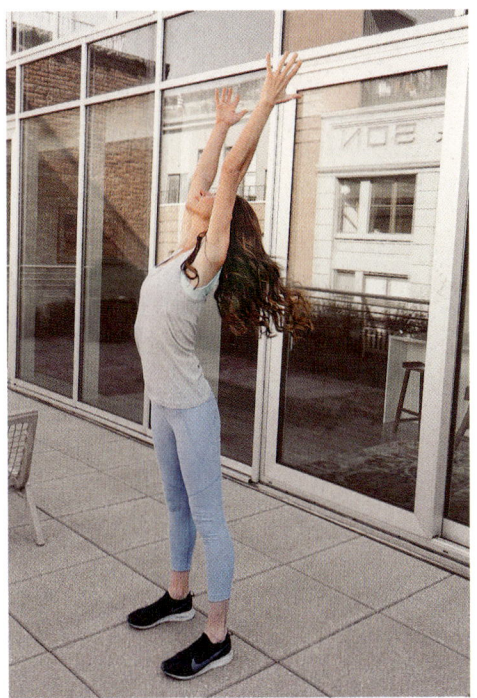

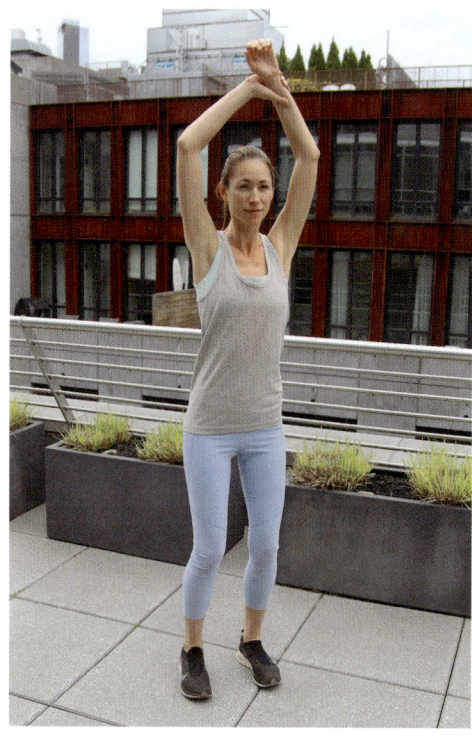 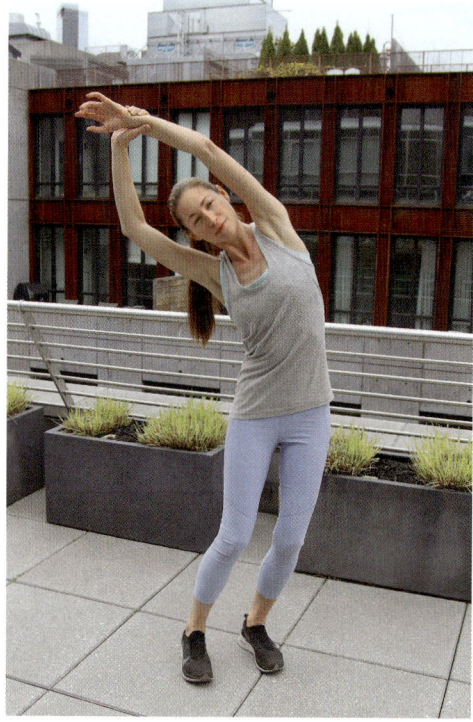

## REGENBOGEN-STRETCHING

1. Steh aufrecht und beug die Knie ein wenig. Streck mit dem Einatmen die Arme zur Decke.

2. Umschließe beim Ausatmen mit der rechten Hand dein linkes Handgelenk. Streck dich mit dem Einatmen zur rechten Seite wie ein Regenbogen. Bleib so für ein paar lange, tiefe Atemzüge.

3. Komm zur Mitte zurück und wiederhole dasselbe auf der anderen Seite.

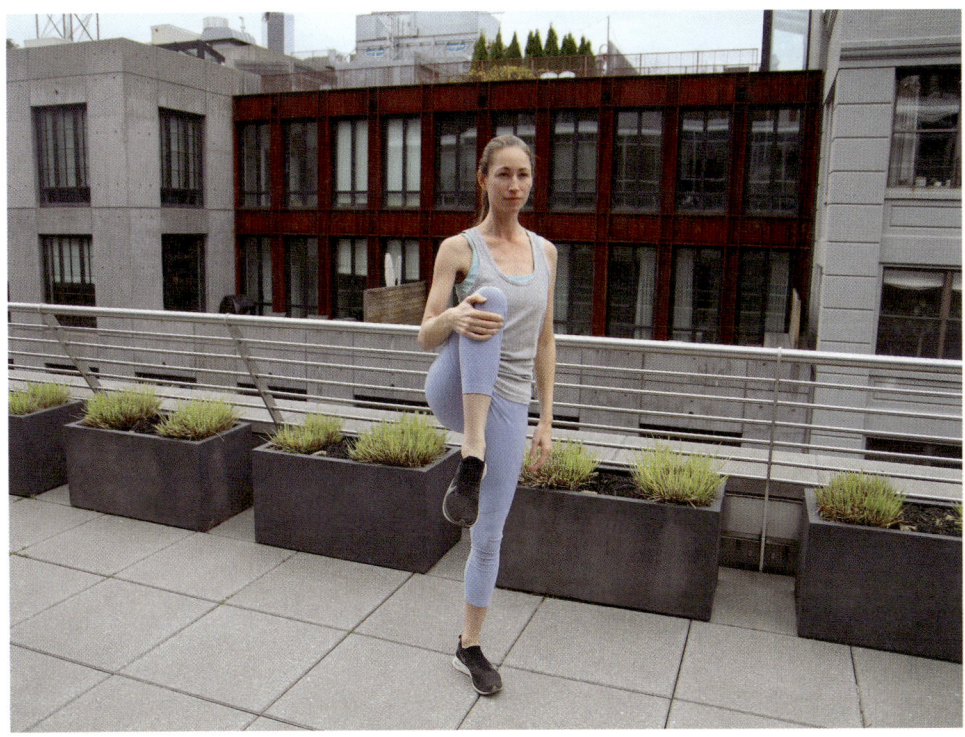

## HOCH DAS BEIN!

1. Stell dich aufrecht hin und verlagere dein Gewicht auf das linke Bein. Heb mit dem Einatmen das Knie und drück es gegen die Brust.

2. Stell mit dem Ausatmen den Fuß wieder ab und verlagere das Gewicht auf dein rechtes Bein. Drück beim Einatmen das Knie gegen die Brust. Stell mit dem Ausatmen das Bein ab.

3. Wiederhole die Bewegungen zehn Mal auf jeder Seite. Noch mehr Energie fließt dir zu, wenn du den Beinwechsel als Sprung ausführst.

# *Schreib's auf:* Ziele für ein gutes Körpergefühl

Es ist an der Zeit, sich noch einmal die Fragen zu vergegenwärtigen, die du dir Anfang der Woche 4 gestellt hast, und dir deine Fortschritte anzuschauen. Schreib die Antworten auf und vergleiche sie mit denen, die du beim ersten Mal gegeben hast.

- Wie häufig hast du diese Woche ein strukturiertes Übungsprogramm gemacht – z.B. Yoga, Wandern oder einen Fitnesskurs? Wir häufig würdest du im Idealfall gern üben?
- Was ist diese Woche beim Üben mit deinen Gedanken passiert? Hast du Stress und Negativität in dein Work-out mit hineingenommen?
- Welche neuen Übungen hast du diese Woche ausprobiert? Welche davon würdest du gern in dein Trainingsprogramm aufnehmen?
- Hast du dich in der vergangenen Woche jeden Tag konsequent bewegt oder hast du die meiste Zeit gesessen?
- Hast du Möglichkeiten gefunden, in deinen Alltag mehr Bewegung einzubauen? Bist du Treppen gestiegen, statt mit dem Aufzug zu fahren? Hast du bei der Arbeit Pausen gemacht und bist ein Stück gegangen? Hast du in deinen kreativen Pausen ein paar Liegestütze oder Stretching-Übungen gemacht?

Lies deine Antworten aufmerksam. Was würdest du an deinem Verhältnis zur Trainingspraxis und zu körperlicher Bewegung gern verändern?

# Wie sie es machen:
# Orientierung und Inspiration

**MIKE TAYLOR,** *Mitgründer von Strala-Yoga,*
*über gute Bewegung als Lebensstrategie*

Ich lernte meinen Mann und Geschäftspartner Mike bei einem Yoga-Retreat kennen und fühlte mich gleich von der Art und Weise angezogen, wie er seinen Körper bewegte. Nicht nur, dass er alle möglichen schweren Yoga-Verrenkungen hinbekam – bei ihm wirkten sie so leicht, so unverkrampft. Mike und ich stammen aus ganz verschiedenen Welten. Ich bin auf einer Farm aufgewachsen, er war Klassenbester in Exeter, Harvard und Oxford. Er studierte Mind-Body-Medizin in Hartford und Alternativmedizin in Oxford. Sein Spezialgebiet ist die ostasiatische Kampf- und Heilkunst. Aber uns verbindet Yoga, und wir praktizieren aus vielen ähnlichen Gründen: Wir suchen echten Kontakt, soziales Miteinander und Wohlbefinden. Und wir sehen ähnliche Probleme: Dogma, Missbrauch, Starrheit. Am Ende erschufen wir gemeinsam eine ganze Welt, die sich auf unsere gemeinsame Weltsicht und Vision stützt.

*Als wir uns kennenlernten, hattest du ein Start-up-Unternehmen und hast Yoga als Hobby praktiziert. Wie hat sich dein Verständnis von Selbstfürsorge und Bewegung seitdem verändert?*
*Was rätst du Leuten, die viel Zeit im Büro verbringen und sich gut bewegen wollen?*

Als ich jünger war, betrachtete ich Praktiken wie Yoga als ein Hobby, das nichts mit meinem übrigen Leben zu tun hat. Heute haben sie Priorität. Nicht weil ich ständig Yoga oder Tai-Chi praktiziere, dazu ist auch mein Alltag zu voll. Aber ich konzentriere mich weniger auf die Form und mehr auf die Grundlagen. Ich muss nicht eine Yoga-Pose einnehmen, um Yoga zu machen, oder auf meine Yoga-Stunde warten, damit ich mich besser fühle.

Ich versuche, immer und überall zu praktizieren, ob ich sitze oder stehe, gehe oder laufe, Treppen steige oder in einer Besprechung sitze.

Das ist ein hilfreicher Gedanke, wenn man viele Stunden täglich in einem Büro, im Auto oder zu Hause bei den Kindern verbringt. Egal, wo du bist, drei Dinge kannst du überall praktizieren: Beweglichkeit, Verbindung nach innen und Harmonie.

*Wie findest du tagsüber Zeit für Bewegung, obwohl du mit so vielen Bällen jonglierst – dem Management von Strala-Yoga, Yoga-Unterricht, Reisen und Vaterpflichten?*

Wir sind alle schrecklich beschäftigt. Und es ist großartig, wenn wir eine Stunde oder auch nur fünf Minuten finden, in denen wir auf eine bestimmte Art an einem bestimmten Ort praktizieren. Aber wichtiger ist meiner Meinung nach, dass unsere Praxis nicht auf spezielle Orte und Zeiten beschränkt ist. Entscheidend ist, was wir den ganzen Tag über tun.

Ich bringe Daisy jeden Abend ins Bett, und wir gehen noch ein Weilchen im Kinderzimmer herum und singen Lieder. An vielen Tagen ist das der Punkt, an dem ich bewusst Tai-Chi praktiziere, weil ich den ganzen Körper vom Bauch her bewege, das Gewicht von einem Bein auf das andere verlagere, vorwärts, zurück, zur Seite und im Kreis gehe. Das sind genau die Bewegungen, die ich mit einem Partner beim Tai-Chi ausführen würde.

Auch während des Tages gibt es immer Augenblicke, in denen man auf dem Boden ein paar Ganzkörper-Lift-ups machen kann, die viel mehr Spaß machen als Liegestütze. Bei dieser Übung hebst du dich aus deiner Mitte und drückst nicht den Boden mit deinen Schultern und Armen weg, außerdem drehst du dich ein wenig zur Seite, sodass es keine reine Auf-und-ab-Bewegung ist.

Du findest immer und überall Möglichkeiten, deinen Körper zu bewegen. Das ist ein sehr wertvolles Geschenk. Dadurch gehört deine Zeit hundertprozentig dir selbst.

*Kannst du mir eine einfache Übung für den Alltag nennen,
durch die wir uns besser bewegen und fühlen können?*

Atme. Aber sieh zu, dass du das Atmen nicht als etwas Separates wahrnimmst. Atme tief in Verbindung mit deinem ganzen Körper, sodass der Atem dich in Bewegung versetzt. Und beweg dich, aber nicht so, als wärst du eine Ansammlung voneinander getrennter und gesteuerter Teile, sondern als Ganzes. Du solltest dich fast vollständig, oder sagen wir zu 90 Prozent, aus deiner Mitte heraus bewegen.


## TRAINER JOE DOWDELL,
*über gutes Essen, guten Schlaf und Work-outs,
die Spaß machen*

Joe Dowdell ist ausgebildeter Fitness-Trainer und besitzt ein eigenes Studio in New York City, »Peak Performance«. Dort konnte ich zum ersten Mal einen Yoga-Kurs geben, an dem seine Mitarbeiter teilnahmen. Ich bin ihm enorm dankbar für diese erste Chance, für seine Freundschaft und seine guten Ratschläge, von denen ich seit Jahren profitiere.

*Wie können wir uns unsere physische Kraft und
unser inneres Gleichgewicht am besten bewahren?*

Als Allererstes empfehle ich ausreichend Schlaf (d. h. sechs bis acht Stunden). Schlaf ist die Voraussetzung für eine gute Leistung, egal ob im Beruf, im Fitnessstudio, beim Yoga oder bei deinen täglichen Aktivitäten. Er gibt deinem Körper und Gehirn den Impuls, ordentlich zu funktionieren. Außerdem wirkt sich der Schlaf auf die Hormone aus, auch auf die Hormone Ghrelin und Leptin, die den Appetit regulieren. Ghrelin steigert den Appetit, Leptin schwächt ihn. Bei Schlafmangel wird mehr Ghrelin und weniger Leptin produziert, und das kann zu schlechter Ernährung verleiten.

Was mich zum nächsten Kernpunkt bringt: Du kannst deinen Körper mit nährstoffreichem Essen kräftigen, besonders durch kalorienarme Eiweißquellen, faserreiches Gemüse, Früchte und gutes Fett. Und nimm viel Wasser zu dir (15–30 ml pro Pfund Körpergewicht am Tag, abhängig vom Aktivitätspegel.)

Schließlich solltest du jeden Tag eine Zeit lang körperlich aktiv sein, entweder durch ein mittelschweres bis anspruchsvolles Work-out, einen Morgen- oder Abendspaziergang oder Gartenarbeit.

*Was tust du persönlich für deine Fitness und Gesundheit?*

Unter der Woche stehe ich zwischen fünf und sechs Uhr auf, abhängig von meinem persönlichen Trainingsplan. Zuerst trinke ich eine Tasse Kaffee, dann setze ich mich an den Computer und beantworte Mails. Dann lese ich die Nachrichten, füttere meinen Hund und frühstücke. Anschließend fahre ich los und trainiere meine Vormittagskunden. Danach mache ich meistens mein eigenes Work-out, d. h. mein Krafttraining, Boxtraining oder ein Kickbox-Work-out. Normalerweise trainiere ich sechs Mal die Woche. Manchmal, wenn ich mich super fühle, mache ich noch ein zweites Work-out am Tag, ein Cardio-Training.

Mittags fahre ich nach Hause, füttere den Hund und gehe mit ihm raus, dann fahre ich zurück ins Studio und trainiere meine Nachmittagskunden. Wenn ich fertig bin, fahre ich nach Hause, erledige noch ein paar Arbeiten, koche mir etwas oder gehe mit Freunden essen. Dann entspanne ich mich für ein, zwei Stunden vor dem Fernseher, sehe mir Sport oder einen Film an, gehe noch mal mit dem Hund raus und liege um halb elf im Bett.

*Sollten wir unsere Work-outs an die Jahreszeiten anpassen, und wenn ja, wie?*

Die Jahreszeiten bieten tolle Möglichkeiten, unseren Fitnessplan um neue Sportarten zu ergänzen, wie z. B. Joggen, Wandern, Surfen, Skifahren. Sich im Freien zu bewegen ist immer ein Bonus, weil Sonnenlicht, frische Luft oder allein schon ein Tapetenwechsel wirkungsvolle positive Stimuli für Gehirn und Körper darstellen.

*Wie erkennen wir, welche Work-outs uns guttun,*
*und wie planen wir einen Ablauf, der uns am besten nützt?*

Ehrlich? Das beste Work-out ist letztlich das, was der betreffenden Person am meisten Spaß macht und sie auch wirklich durchhalten kann. Und dasselbe gilt auch für die Ernährung, finde ich. Ich kann mein Work-out bis ins Kleinste durchplanen und mein Ernährungsberater kann mir einen noch so ausgefeilten Ernährungsplan erstellen – wenn ich nicht bereit bin, mich darauf mit Haut und Haaren einzulassen, weil er mir nicht zusagt oder ich Mühe habe, ihn einzuhalten, wird er nicht die gewünschten Ergebnisse erzielen. Konsequenz ist das Zauberwort für den langfristigen Erfolg, und aus meiner Erfahrung kann ich sagen: Wenn jemand ein bestimmtes Work-out oder Essenskonzept nicht mag, wird er oder sie nicht dabeibleiben. Wenn die Pläne dagegen gut abgestimmt sind und sich problemlos in das eigene Leben integrieren lassen, ist es viel wahrscheinlicher, dass man sie auch einhält.

# GESTALTE DEIN NEUES LEBEN

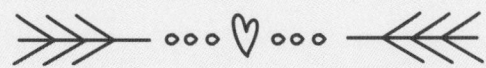

# Gut leben

Wahres Wohlbefinden ist viel leichter zu erreichen, als wir glauben. Aufgepasst: Ich habe nicht gesagt, es sei mühelos, sondern es ist leicht. Das Geheimnis heißt: Behalte deine tägliche Praxis bei und beherzige die uralte Weisheit, die bereits in deinem Inneren existiert. Wir brauchen keine Pille zum Einschlafen. Überlegen wir lieber, *warum* wir nicht gut schlafen. Wir brauchen keine Schubladen voller Yogaklamotten, finden wir lieber das Yoga, die Lehre, in uns. Statt Junkfood zu futtern und bei Langeweile auf dem Handy zu daddeln, wenden wir uns lieber anderen Menschen zu und blicken nach innen. Weniger ist mehr! Wir müssen mehr Langsamkeit wagen, damit wir unsere Gedanken und wahren Absichten erkennen und hören, was Körper und Geist uns sagen wollen. Noch mehr grüne Smoothies und Fitnesskurse reißen es nicht raus.

Als ich kürzlich durch New York lief, fiel mir eine Frau auf. Sie trug verschwitzte Sportsachen und hielt eine Tragetasche in der Hand, auf der der Name eines bekannten Fitnessstudios stand. Sie stand über einen Abfalleimer gebeugt und kippte einen Smoothie in sich hinein. Nach ungefähr fünfzehn Sekunden warf sie die Verpackung in den Müll und hastete weiter. Ich will diese Frau nicht aus Gemeinheit bloßstellen – wir alle kennen solche

Momente! Wir alle haben uns schon mal so oder ähnlich verhalten. Wir glauben, wir müssten uns immer mehr fordern und noch mehr powern, dann ginge es uns irgendwann supergut. Genau dieses Denkmuster will ich infrage stellen. Aus meiner Sicht können wir unsere Gesundheit und unser Wohlbefinden am wirksamsten stärken, indem wir zurückschrauben. Okay, das ist tough. Und eine Art Rebellion. Wir brauchen Selbstdisziplin, um unser Leben zu vereinfachen.

Einen Moment noch. Du bist am Ende des 28-Tage-Programms angelangt und darfst dir kräftig auf die Schulter klopfen. Dass du dich der Herausforderung gestellt und 28 Tage dabeigeblieben bist (auch wenn du manchmal ein bisschen vom Weg abgekommen sein magst), ist eine Riesenleistung. Du hast dich für Veränderung entschieden und führst (auch wenn du es noch nicht weißt!) inzwischen ein Leben, das deine neuen Gewohnheiten spiegelt. Wie kommt das? Sie fügen sich leicht in deinen Alltag ein, das ist der Grund. Und vor allem kannst du sie harmonisch anpassen und auf deine ureigenen Bedürfnisse abstimmen. Ergebnisse erzielst du hier nicht durch Strafe, Verzicht oder Überforderung. Es geht um Verlangsamung und Vereinfachung. Durch die Übungen kommt dein wahres Ich zum Vorschein. Durch sie gestaltest du dein neues Leben.

## Deine tägliche Wellness-Routine

Deine Detox-Wochen sind vorbei, und du fühlst dich hoffentlich fantastisch! Und sicher willst du auch, dass dieses Gefühl anhält! Schauen wir mal, wie wir das anstellen. Du kannst dir zum Beispiel eine tägliche Wellness-Routine zusammenstellen, die gleich nach dem 28-Tage-Detox einsetzt. Die Übungen lassen sich abwandeln und an dein Tagesprogramm anpassen. Oder du stellst dir aus den Übungen in diesem Buch deine eigenen Abläufe zusammen.

Ich habe die Übungen in »Wochentage« und »Wochenenden« eingeteilt, weil die meisten von uns da sehr unterschiedliche Tagesabläufe haben. »Wochentage« sind, so gesehen, vollere und weniger flexible Tage, selbst wenn es sich nicht um die klassischen Werktage handelt – wie bei mir zum Beispiel.

»Wochenenden« sind Tage mit mehr unverplanter, freier Zeit, selbst wenn es sich nicht um Samstag und Sonntag handelt. Zusätzlich kannst du zwischen »energetisierend« und »erholsam« wählen, je nachdem, wie dein Energiepegel gerade aussieht, ob du dich supertoll fühlst oder eine Erkältung hast, ob du einen Boost brauchst oder relaxen willst. Wenn dein Leben nicht aus einer 5-Tage-Woche plus freiem Wochenende besteht, pass deine Praxis einfach an deine Bedürfnisse an. Und vor allem: Hör darauf, was dein Körper dir sagt!

## WOCHENTAGE

### Wochentags-Routine: ENERGIE

*Vormittag*

Beim Aufwachen: Mit Tai-Chi aus den Federn (S. 175)
Übung für den Geist: Mach dein Bett (S. 31)
Übung für den Geist: Eine Absicht für deinen Tag (S. 86)
Rezept für den Körper: Ingwer-Zimt-Superhaferbrei (S. 140)

*Nachmittag*

Übung für den Geist: Lade Kollegen zum Essen ein! Gemeinsam essen ist für dein Wohlbefinden besser als allein essen. Du verlässt deine Komfortzone und lernst deine Kollegen besser kennen.
Übung für den Geist: Den Arbeitsplatz aufräumen

*Abend*

Rezept für den Körper: Magic-Masala-Gemüse (S. 150)
Übung für den Geist: Schreiben und reflektieren (S. 57)
Gute-Nacht-Routine: Tiefe Bauchatmung (S. 37)

**Wochentags-Routine: REGENERATION**

*Vormittag*

Beim Aufwachen: Meditation für die Work-Life-Harmonie (S. 42)
Übung für den Geist: Mach dein Bett (S. 31)
Rezept für den Körper: Kurkuma Latte (S. 132) oder Eiskalter Minz-Sonnentee (S. 135), je nach Jahreszeit

*Nachmittag*

Übung für den Geist: Spazieren und reflektieren (S. 43)
Übung für den Körper: Badezimmer-Booster (S. 188)

*Abend*

Übung für den Geist: Meditation und Stretching am Abend (S. 44)
Gute-Nacht-Routine: Tiefe Bauchatmung (S. 37)

## WOCHENENDEN

**Wochenend-Routine: ENERGIE**

*Vormittags*

Beim Aufwachen: Heilraum-Meditation (S. 29)
Übung für den Körper: Energetisierender Yoga-Flow (S. 198)
Übung für den Geist: Mach dein Bett (S. 31)
Übung für den Geist: Entspanntes Entrümpeln (S. 30)

*Nachmittag*

Rezept für den Körper: Vata-beruhigende Gemüsesuppe (s. 144)
Übung für den Geist: Der aufgeräumte Küchenschrank (S. 31)
Übung für den Körper: Einkaufen nach Jahreszeiten (S. 145)
Übung für den Körper: Einkaufstaschen heben (S. 179)

*Abend*

Übung für den Geist: Schreiben und reflektieren (S. 57)
Gute-Nacht-Routine: Meditationsübung »Lass dich bewegen!« (S. 58)

## Wochenend-Routine: REGENERATION

*Vormittag*

Beim Aufwachen: Morgenmeditation und Yoga (S. 41)
Übung für den Geist: Mach dein Bett (S. 31)
Übung für den Geist: Aufräumen mit Kindern – Spiel und Spaß (S. 26)

*Nachmittag*

Übung für den Geist: Zeit für mich allein (S. 56)
Übung für den Geist: Schreiben und reflektieren (S. 57)

*Abend*

Rezept für den Körper: Vata-beruhigende Gemüsesuppe (S. 144)
Übung für den Geist: Badespaß und Leselust (S. 84)
Gute-Nacht-Routine: Meditationsübung »Lass dich bewegen!« (S. 58)

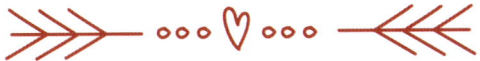

Danke, dass du mit mir auf die Reise gegangen bist. Ich hoffe, dass sich die neuen Gewohnheiten bereits in dir verwurzelt haben und dich mit einer Fülle von Schönem und Gutem überschütten. Dein Ziel ist nicht Perfektion. Du musst keine Expertin für alte Weisheitslehren werden. Das Ziel ist es, eine absolute Anfängerin zu bleiben, dich immer wieder neu einzustimmen und anzupassen und die alten, neu gestalteten Übungen so zu nutzen, dass du in *deinem* Leben davon profitierst. Die Kraft der alten Weisheit existiert auch in dir und wartet darauf, aktiviert zu werden. Dazu musst du einfach nur jeden Tag praktizieren. Das ist nicht leicht, ich weiß, aber du kannst es. Bleib auf dem Pfad. Und wenn du von ihm abweichst, komm zurück. Mit einer einzigen Übung, Tag für Tag, bis du deinen Rhythmus wiederfindest.

# Über die Autorin

Tara Stiles, geb. 1981, ist amerikanische Yoga-Lehrerin, Trendsetterin, bekannte Buchautorin, Model und Unternehmerin. Sie ist Gründerin und Inhaberin ihres Studios STRALA Yoga. Von der New York Times wird sie als »Yoga-Rebellin« bezeichnet. Vanity Fair nennt sie »Die coolste Yoga-Lehrerin aller Zeiten.« Sie arbeitet mit The Alliance for A Healthier Generation, Bill Clintons Initiative zur Bekämpfung von Fettleibigkeit bei Kindern und zur Förderung von Aktivitäten in Schulen. Ihrer frischen und integrativen Herangehensweise an Yoga und Meditation verdankt Tara Stiles eine breite Anhängerschaft weit über die USA hinaus und ist über Social Media mit über zwei Millionen Menschen vernetzt. Tara lebt in New York City mit ihrem Mann und ihrer Tochter.

www.tarastiles.com


*Von Tara Stiles sind bei Knaur Balance und
Knaur MensSana zuletzt erschienen:*

»Strala Yoga. Mein Programm für mehr Energie,
    Stärke und Achtsamkeit«, 2017

»Dein Yoga, dein Leben. Das Kochbuch«, 2016

»Dein Yoga, dein Leben. Übungen, Meditationen, Rezepte«, 2015

»Wie Yoga heilt. Einfache Übungen
    gegen 50 verbreitete Beschwerden«, 2013

*SO KANN JEDER YOGA IN SEINEN ALLTAG INTEGRIEREN*

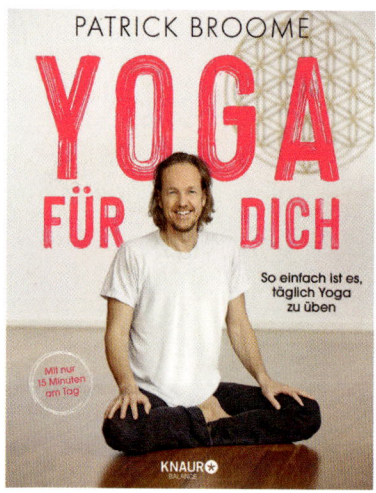

Schon 15 Minuten am Tag reichen, um Yoga zu einem festen Bestandteil deines Lebens zu machen. Yogalehrer Patrick Broome zeigt, wie das geht. Das Besondere: Die Sequenzen können individuell aus folgenden Elementen zusammengesetzt werden: Meditation, Atemübungen, Yoga-Übungsfolgen und Entspannung. Ziel dabei ist nicht die perfekte Körperposition, sondern das gute Gefühl, das entsteht. Die Auswahl der Asanas ermöglicht jedem Übenden, schnell in die Tiefe zu kommen. Sie verhelfen zu einem gesunden Körper, einem klaren Geist und einem offenen Herzen.

**Patrick Broome**
YOGA FÜR DICH
*So einfach ist es, täglich Yoga zu üben*
ISBN 978-3-426-67592-2

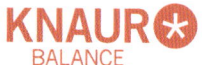

*» YOGA ERINNERT UNS DARAN, WER WIR WIRKLICH SIND.« – Wanda Badwal*

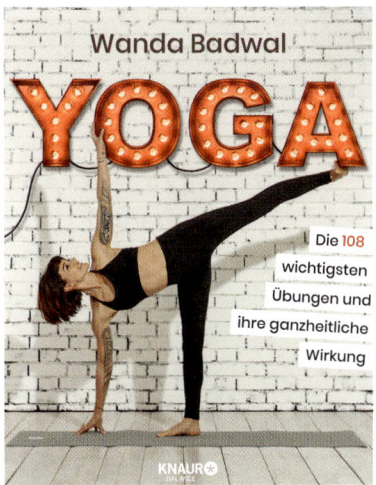

Die charismatische Yoga-Lehrerin Wanda Badwal erklärt in ihrem Praxisbuch die wichtigsten 108 Asanas und deren Variationen step-by-step. Sie zeigt, wie sich jede der Übungen energetisch auf Körper, Geist und Emotionen, die Chakren und unseren ayurvedischen Konstitutionstyp auswirkt. Außerdem gibt sie Hilfestellungen, um mögliche Fehler zu vermeiden, und praktische Ratschläge für die individuelle Yoga-Praxis zu Hause. Das ideale Buch für alle Anfänger und die, die ihre Yoga-Praxis weiter vertiefen möchten. Inklusive Warm-up-Sequenzen, Atem- und Meditationsübungen.

**Wanda Badwal**
YOGA
*Die 108 wichtigsten Übungen und ihre ganzheitliche Wirkung*
ISBN 978-3-426-67581-6

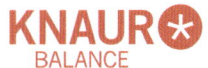